がんになって
わかった
お金と人生の本質

山崎 元
Hajime Yamazaki

朝日新聞出版

まえがき

私は、2022年の夏に食道癌が見つかった。

癌は人がよく罹《かか》るありふれた病気だし、私の癌が特別なものだったわけではない。また、私は医師や医療ジャーナリストのような医療の専門家ではないし、特別な治療によって癌がすっきり治ったというような体験を持っているわけでもない。

だが、癌についてネットに記事を書いてみると意外なくらいよく読まれるし、時には、癌について話して欲しいという趣旨の取材依頼が来る。

これから書く癌の話は、特定の治療方法を勧めたり、癌に関わる知識についてお伝えしたりしようとするものではない。

主にお伝えしたいことは、癌という病気を自分の条件とした時に、私が何を考え、どう意思決定したのかということになる。

癌について調べる必要がある人、治療方法を検討しなければならない人が読者の中にあれば、改めて独自に情報収集してご自身で判断して欲しい。なお、投資の文章では末尾などに「投資判断はご自身で行って下さい」としばしば注記されているが、本書の性質もそれに似ている。

筆者の治療方針の選択や意思決定は一例であって、他人にも適合すると推奨するものではない。また本文中で病院名や医師名（筆者は両方に満足している）を伏せるが、これは不測の影響を避けるためだ。

癌は全てが投資やお金と関係する訳ではないが、本人にとって「不確実性下の意思決定」の問題である点が投資とよく似ている。

がんになってわかった　お金と人生の本質

目次

まえがき　1

第1章　癌患者と投資初心者は似ている　15

ステージⅢ、「真面目な癌患者になろう」　16

どのように見つかったか／癌検診に消極的だった理由／医療の商業主義化の悪影響／損得勘定だけでも「検査受けるべし」／長年の飲酒習慣と食道癌

情報を、拾うか、捨てるか　28

情報を制限しないと、身が持たない／利害関係のない、好意的な医療専門家を探す／5年生存率の見当を付ける／治療方針の決定／「親切な人」は意外と困る／「自分は素人投資家と一緒だな」／癌も投資も情報収集に意味がない場合がある

上機嫌な癌患者でありたい 41
癌患者の時間と「資源の最適化」

第2章 がん保険はやっぱり要らなかった 45

治療にかかったお金はいくら? 46
人生をやり直すとしたらがん保険に入るか?/衝撃の負担額/治療費は貯金で楽に間に合う/癌治療で、実は最大のコストとは?

「不安に対処する」ための保険は賢くない 56
意思決定は結果論ではなく「事前」がベース/「がん保険には入らない」という結論を何度でも出す/先進医療特約をどう考えるか

加入していい保険の条件　61
安心ではなく必要性で判断する／相談はしても人間からは買わない

第3章　癌になって分かった、どうでもいいことと大切なこと　67

悩ましい頭髪の問題　68
物、仕事、人間関係などの必要・不必要／「下級の落ち武者」のような髪／坊主か帽子かウィッグか／ウィッグは乗用車並みのコスト／脱毛本番とバリカン坊主／ヘアスタイルの呪縛と不経済／ヘアサロンに行くことのトータルコスト／こだわりは案外どうでもいい

わが物欲生活と身辺整理　83
私の収入／地位財競争から降りることが幸せへの道／
増え続けた持ち物を手放す／衣類は夏冬一着ずつだけ
悩ましい蔵書整理／捨てて後悔した本

再発、意識する持ち時間　96
体力と時間と仕事／仕事は10年に一度リニューアルせよ／
活動期間2年で何をすべきか／
「進行が早いので、半年は保証できません」／治療を中断した理由／
ガジェットを最低限に／残された時間でやりたい三つのこと／
仕事があるから元気が出る

癌患者には親切にしないで　110
飲酒で得たものと失ったもの／

「実はどうでもいいこと」を一つ見つける／自分が会いたい人にだけ会う／昔話をしたがる人には会わない／癌患者にとって一番ありがたい人

―第4章―

山崎式・終活のセオリー6箇条 121

最晩年の住まいと介護を考える 122

人生の手仕舞いは難しい／生活はシンプルに／介護は施設で行う

お金を守る超合理的相続対策 129

相続は早めに決める／親のお金を守れ！／山崎家が相続の時に行った「三つの対策」／親の最晩年の資産運用は「2世代運用」で

「墓なし・坊主なし」のわが家の弔いルール 136

宗教なしの弔いは十分可能／死は突然やって来る／
家族だけでゆっくり別れる／葬式の総費用は37万／お墓は撤去した

第5章 お金より大事なものにどうやって気づくか 145

〝善意の愉快犯〟として生きる 146
「山崎さんは、どのようなことがしたいのですか」／
私のミッション・ステートメント／「経済評論家」という仕事／
お金に感情を振り回されない／運用に思い入れを持ち込まない／
予想と希望を混同させない／マーケティングとは嘘のラッピングのこと

お金は「増やし方」より「使い方」こそ大切だ 160
お金には「使い時」がある／「守銭奴型FIRE」に疑問あり／
貯めることと使うことの「いい加減」／
自分が若いサラリーマンだったら？／

資産運用は「一番いいもの」一本／イベントよりも日常重視

「幸福」を決めるたった一つの要素　172

お金を稼ぐには幸福の犠牲が伴う／
「お金」と「自由」のトレードオフ／幸せになるための平凡な結論

「お金より大事なもの」にどうやって気づくか　183

お金の呪縛から逃れる鍵はどこ？／三つの「厄介な性質」／
気づくスイッチは「これ」だけ／人はなぜ時に「損なこと」を選ぶか？／
怒りを「信用・共感・プライド」に変換せよ

最終章

癌の記・裏日記　195

あとがき　203

装幀　石間 淳
本文デザイン　フロッグキングスタジオ
図版　谷口正孝
編集協力　星 政明、谷口 健（NewsPicks編集部）、
　中島晶子（朝日新聞出版ＡＥＲＡ編集部）
校閲　くすのき舎

がんになってわかった　お金と人生の本質

［第１章］

癌患者と投資初心者は似ている

ステージⅢ、「真面目な癌患者になろう」

どのように見つかったか

筆者は、これまでに大きな病気をしたことがなかったし、まして、癌に罹るのは初めてだった。今回、このような病を得てあれこれを考え、幾つか決断を迫られてみると、癌患者の状況は、投資の初心者が直面する問題とよく似ているのではないかと思った。

はじめに筆者の癌の経過を簡単に書く。2022年の6月くらいから、喉の調子が今一つだと感じていた。不調だと感じた部位は喉の少し奥と、耳の下のリンパ腺の辺りだった。細菌が感染しているような感覚だったので、近所の内科医院を受診した。

コロナが問題の頃であったせいだろう。医師は、一切私に触ろうとせず、おそるおそるライトで私の喉を数秒照らしただけで、「抗炎症剤を出しておきますので、様子を見て下さい」と言った。

10日くらい経って、悪くもならないけれども改善が見られない。次には、耳鼻科を受診して、内視鏡で喉を見て貰った。鼻から細い管を入れる耳鼻科の内視鏡は楽な検査だった。画像を見せて貰ったが全く異常はなかった。耳鼻科の医師は「念のため、食道も見て貰った方がいいのではないか」と言って、近くの胃腸専門の病院を教えてくれた。

ベッドが20〜30床くらいの胃腸専門の病院だったが、内視鏡の検査を受けた時には、8月になっていた。内視鏡の検査は気が進まなかったが、今回は調べてみた方がいいような気がした。

内視鏡を鼻から入れてしばらく経ったら、内視鏡を操作している医師が妙に情熱的に写真を撮り始めた。

診療室で別の医師に画像を見せて貰いながら説明を受けた。食道に癌が疑われるものが見つかったという。なるほど。しかし、問題の部位は食道の入り口付近ではなくて、ほぼ真ん中あたりだという。喉からは遠い。画面には、感じの良くない腫れ物が映っていた。「食道癌は当院では手に負えないので、大学病院に行って下さい。どこがいいですか？」と訊かれたので、自分のオフィスの近くで何となく印象がいいと思った大学病院名を挙げたら、あっさり紹介状を書いてくれた。検査の画像が焼き付けられたＣＤ－ＲＯＭが入っている封書を渡された。

大学病院は、その日の午後も外来患者を受け付けていたので、急いで向かうことにした。当日病院で対応してくれた消化器内科のドクターに「正式な診断は検査してからですが、癌であることは覚悟して下さい」と言われた。

その後、検査を経て正式な診断が下ったのは8月24日だった。不調を感じてから、2カ月と少しが経っていた。

この間に、友人で医者をやっている人物2名に話を聞いたところ、私が選んだのはたまたま食道癌の治療に定評があり、手術の症例が多い大学病院だった。「手術できる状態なら、手術が一番完治の可能性が高い」とのことで、友人から知人を介して手を回して貰い、丁寧な手術に定評のある食道・胃外科の教授に主治医になって貰うことができた。

メガネを掛けた主治医は、「ステージⅢの食道癌です。今日から禁酒して下さい」と静かに言った。

禁酒か。是非もない。前日に飲み納めは済ませてあったので、当日から禁酒することにして、「真面目な癌患者になろう」と決意した。

私の食道癌発見の大凡《おおよそ》の経緯は以上のようなものだ。これまで、「癌はどのように見つかったのですか」と質問してくる人が予想以上に多いのだが、これは、自分が癌ではないかと気にしている人がかなり多いということなのだろう。

癌検診に消極的だった理由

食道癌だとの診断を聞いて、大変厄介なことになったとは思ったのだが、大きな精神的ショックはなかった。癌についてはずっと意識下で心配していて、準備ができていたのかも知れない。ショックなど受けても意味がない、と反射的に思った。

年齢や日頃の生活態度その他から見て、私が食道癌に罹ることは「十分ありそうなことだ」と思っていた。また、職業上、意思決定では「サンクコスト」（既に生じてしまって後から取り返しのつかない損失のこと）を無視して、今後に変えられることに意識を集中するような習慣付けがあったので、「これから、どうするかに集中するしかない」という気持ちになっていた。

告知されたその日のうちに、仕事の仲間や家族に病状を報告して、療養生活が始まった。さて、日頃から、癌検診を受けていなかったのか。人間ドックに入ったり、会社の健康診断は受けたりしていなかったのか。

50代以降の私は、健康診断や会社が紹介する人間ドックに不信感があり、特に、胃の内視鏡検査に忌避感があった。健康診断は多忙を理由に受診しない年もあった。

検査の身体的負担が嫌だからという理由もあったのだが、詳しい検査を受けなくてもいいと考えていた理由の一つは、故近藤誠《こんどうまこと》医師の癌に関する一連の著作の幾つかを過去に読んで、自分に都合のいい部分に共感していたことだ。

近藤氏の主張を一言でまとめるのは難しいが、私の理解をまとめると、以下のようなものだ。

（1）早期発見を目的とした癌検診が死亡率を下げているという信頼できるエビデンスはない。検査には、放射線被曝、内視鏡による消化管の傷の可能性などマイナス面もあるし、検査の目的自体が商業的で不純である。
（2）癌には、転移して害をなすような基本的に治らない「本物の癌」と、転移せずに治療で治せる「がんもどき」とがあり、前者は早期発見しても治らないし、後者は症状が出てから対処しても間に合う。本物の癌が早期発見で治らないという理由は、転移の細胞分裂のスピードを考えると、原発病巣を発見して治療した段階では、まだ見えないものの既に転移が行われていると考えざるを得ないからだ。（「癌とがんもどきの理論」）

以上から、癌は積極的に検診で見つけるのではなく、不調の症状を感知してから対処すればいい。

実際的な問題として、どのくらいの不調に対して、病院に行って対処しなければならないかが自分にとって曖昧である、という問題があったが、ともかく上記のような考え方から、健康診断による内視鏡検査などの癌検診に私は消極的だった。

医療の商業主義化の悪影響

近藤氏の考えが正しいのか否かは、私の中では、今も結論が出ていない。特に（2）の部分に関しては、医師の友人達なども含めて、論理的に有効だと思える反論を聞いたことがない。

多くの医師達は、近藤氏に対して、「一部の事例を一般化してセンセーショナルに伝えて、患者の利益を損なっているのではないか」等の批判を浴びせるのだが、「癌に、本物の癌と、がんもどきがあるとした場合にどうなのか」について納得のいく説明をしてくれたことがない。そして、直《す》ぐには見分けられないが、「たちの悪い癌」と「そうでもない癌」があることに関してはリアリティーがある。

また、他のビジネスとの比較で考えて、もちろん全てがではないとしても、医療ビジネスが、患者の幸せよりも、自分自身の収益を作ることに重きを置いている可能性は排除できない。癌の検査にあっても、治療にあっても、商業主義の悪影響は排除し切れていないだろう。

近藤医師ご本人にはお目に掛かったことがないのだが、人間関係の濃い医学の世界にあって、業界全体を敵に回すような仮説を問い続けた同氏は立派な人だと思っている。残念ながら2022年の8月に亡くなられてしまった。ご冥福をお祈りする。

損得勘定だけでも「検査受けるべし」

では、あらためて検査の得失を考えてみるとしよう。

「癌とがんもどきの理論」の当否は、筆者には分からない。だが、仮に見つかったのが「がんもどき」であったとしても、治療は行うことになるだろう。筆者の場合も、そのまま治療せずにいたら食道をものが一切通らなくなる直前の状態だった。何もしないわけにはいかなかった。

この場合、内視鏡の検査で症状が出る前のステージⅠや放射線治療が有力な選択肢になるステージⅡの段階で発見できていれば、内視鏡の簡単な手術で治療が済んだかも知れないし、放射線治療などで胃を元のまま温存できて手術療法の後に現在私が感じているような食事の不都合はなかったかも知れない。

見つかった癌が「本物の癌」であった場合には、その後に転移した病巣が問題を起こすことになりそうだが、当面の医療費と1、2年分の生活の質には大きな差が生じそうだ。

後に書こうと思っているが、ステージⅢの食道癌とはいえ、直接に且《か》つどうしても必要な医療費の額は健康保険（筆者の場合、東京証券業健康保険組合）に加入していたら大した支出にはならない。しかし、抗癌剤治療で2回、手術で1回の3回入院し、合計で約40日を病院にいたことのコストは小さくない。

自分で選んだ贅沢とはいえ個室の代金もあったし、40日間外で活動できないことの機会費用や、その後のＱＯＬ（生活の質）の低下などを考えると、これで完治が確実だとの仮定を置いたとしても、費用に換算して少なくとも数百万円、計算の仕方によっては1千万円を超えるコストが掛かっているように思われる。私よりも所得の多い人なら、もっと大きな額のコストを計算に入れなくてはなるまい。

一年に一度程度の内視鏡検査の不愉快は、癌が見つかる段階での「コストの差」を考えただけでも正当化できるような気がする。仮に早期で発見しても既に見えない転移があって助からないような「本物の癌」であったとしても、初期の治療とその後しばらくの生活の差を考えると、「早く見つけた方が良かった」と言えるのではないかと思われる。

後述のように、私には食道癌を心配するに十分なだけの飲酒習慣があった訳だから、複数の友人の忠告に従って、内視鏡検査を受けておくべきだったのだろう。

癌になる前の元気な時には、「早期発見できたとしても、助かるか、助からないかは変わらないとすると、早期発見のために検査を受けるのは気が進まない」と「助かる・助からないのレベル」で観念的に考えていた。

しかし、現実に即して経済計算をしてみると、損得勘定だけでも「検査受けるべし」が正解に近かった。

食道癌の場合、症状が出てから、不都合が生じてから、の発見・治療だと、癌が進行している場合が多くなりそうだ。自覚症状の現れ方は、癌の種類が違うと異なるだろうが、一般に「発見時の進行度合いの差による経済的コストの差」は考えてみる価値があるのではないだろうか。

仮に、私がこれからずっと長年元気だとしても、手術をしたことによる食事の不自由の累積コストは、金銭換算すると小さくないように思われる。

長年の飲酒習慣と食道癌

私は、長年にわたってお酒を飲んできたし、お酒を楽しんできた。主に飲んでいたのがウィスキーとワインであり、特にウィスキーは食道癌の発症に対して影響があったのではないかと思われる。

ウィスキー、特にシングル・モルト・ウィスキーは香りを楽しむお酒なので、愛好者の間では、ストレートで楽しむことが良いとされる。

少しだけ寄り道を許して貰うと、氷でウィスキーを冷やして飲む「オン・ザ・ロック」という飲み方は、ウィスキーが濃い状態で飲むので通人の飲み方であるかのように思う人が少なくない。しかし、冷やすことによってウィスキーの香りを殺す飲み方なので、ウィスキー好きの客やバーテンダーは、高いウィスキーをロックで飲む客のことを密《ひそ》かに軽蔑していると知られたい。

では、度数の高いウィスキーが苦手な人（ウィスキーのプロにもいる）、度数の高くない状態でウィスキーを飲みたい人はどうしたらいいかというと、香りを正確に味わうためには、常温の水で割って飲むといい。もう一つ付け加えると、氷が溶けた水というものは決して美味いものではない。これは、試して貰うのが分かりやすいと思う。

私は、ウィスキーを炭酸で割って飲むいわゆるハイボールが好きで、ハイボールが長年ビールの代わりだったが、いいモルト・ウィスキーは主にストレートで飲んでいた。

だが、ウィスキーをストレートで飲み続けると、それなりに食道癌のリスクは高まる。私は、頻繁且つ十分な量のチェイサーの水を飲むことを心掛けていたが、親しい友人に「山崎さん、後からチェイサーを飲むと胃では水割りだろうけど、食道ではストレートだよね」と言われたことがあって、なるほどその通りであった。

ウィスキーは、長年それなりに熱心に飲んでいて、そろそろ趣味の一つに加えてもいいかと思っていた頃合いだった。あと3年くらい自由に飲むことができていたら、本の一冊も書けたかも知れないと思うのだが、ドクター・ストップとあっては仕方がなかった。

一つだけ大いに驚いたのは、禁酒が簡単だったことだった。それまでに、過去10年のうちに飲んでいない日は多分3日以内だろうというくらい毎日お酒を飲んでいたのだが、食道癌との診断が確定した2022年8月24日のその日から容易に禁酒ができて、手が震えたり、落ち着きがなくなったりするような症状は全く出なかった。あれだけ飲んでいて、アルコールへの依存性が全くなかったのは自分でも不思議だった。

元々の予定では、ここで飲酒のコストとベネフィットについて論じるつもりだったのだが、止めることにする。健康上のコストを考えて、生まれ変わったらお酒を飲まないだろうと計算してみせるのも空々しい。「癌ごときを恐れて飲まない人間はツマラナイ！」と力むのも、癌になってふうふう言っている今となっては見苦しい。

私は、生まれ変わっても、きっとお酒を飲むだろう。たぶん、飲む。ただ、次の人生の機会があれば、飲み方は少し変えるかも知れない。

情報を、拾うか、捨てるか

情報を制限しないと、身が持たない

2022年8月に主治医の診断宣告（食道癌、ステージⅢ）を受けて、少し気持ちがしゃっきりした。癌に罹ったこと、病状がこの段階まで進んでいることについて思い悩むのは無益だ（「サンクコスト」だから）。これから変えられることに気持ちを集中しようと思った。

この時に、半ば反射的に思ったのは、自分が接する癌に関する情報を適切に制限しなければまずいだろうということだった。

世の中には、癌に関する情報が溢れかえっている。加えて、人は親切なので今後多くの情報がもたらされる公算が大きい。

一方、情報はそれを正しく解釈して使えなければ意味がない。ところが、正しい情報解釈のためには、情報を理解し判断する能力、正否を判断するための材料となる追加情報、理解・判断に費やす時間、決定後に後悔する可能性などの精神的負荷、など、多くのリソースが必要だ。「接する情報を制限しないと、身が持たないよ」と自分の直観が語りかけて来た。

情報については、多く集めることよりも、余計なものを捨てることがより重要だろうと思えた。

例えば、たまたま癌が治ったという本人や周囲の体験談は、癌患者にとって魅力的だが、その体験には個別性・特殊性が大いにあって、判断のためのデータとしては、統計風に言うとサンプルが小さ過ぎて参考にならない（しばしばN＝1だ）。しかし、個々のエピソードには大いに心を動かされるだろうから、体験記の書籍、体験談を元にしたアドバイスなどは「危険な情報」だ。

一方、どのような治療法が有効なのかについて知りたいことに加えて、自分の今後がどのような確率と期待の下にどうなりそうなのかということの判断材料はぜひ欲しい。そのためには、信頼できるデータを背景とした情報が判断材料として必要だ。

利害関係のない、好意的な医療専門家を探す

私は、癌に限らず、病気に関する知識が豊富だとは言えない。例えば、経済やビジネスの話なら、本屋に行ってみたり、ネット書店で何冊か書籍を取り寄せてみたりして、自分で一から情報収集する手があるかも知れないが、「癌」は無理だ。しかも、時間が限られている。

手始めに、医者、学者、医療ビジネス関係者で数人、知識が信用できるバックグラウンドがあり、私と直接の利害関係がなく、私に対して好意的な人物を選んで、アドバイスを求めることにした。

情報ソースとして、最初に勧められたのは、国立がん研究センターのホームページだった。各種の癌について要領よく説明してあって、概要を把握するには具合がいい。癌が見つかった読者、癌が心配な読者は、先《ま》ずここを訪ねるといいだろう。

次に勧められたのが、「診療ガイドライン」だ。癌の種類別に、症状、治療法、予後などについて情報をまとめて、参照すべき論文などがまとめられた冊子が、それぞれの学会によって作られている。

食道癌は、2022年が改定の年に当たっていた。医療に詳しい知り合いが、「食道癌診療ガイドライン」の検討用のドラフトがネットでダウンロード可能であることを教えてくれたので、このドラフトを大いに参考にした。

食道癌の治療方法は、過去十数年の間に進歩していて、手術が可能なステージⅢの場合、抗癌剤3剤（5－FU、シスプラチン、ドセタキセル）の投与を2クール行って、手術ないし放射線で根治を目指す方法が標準的な治療になり、かつてよりも数%から10%くらい5年生存率が改善しているようだった。

5年生存率の見当を付ける

かつては、早く手術をして病巣を取って、その後に抗癌剤を使って転移を防ぐような手順と考え方だったらしいが、手術前の体力がある状態で抗癌剤を十分使って癌の縮小を期すると共に、将来の転移の可能性を叩くというような考え方に変化したらしい。さらに、この方法にあって、2剤を使っていたものを3剤にしたら効果がより改善したようだ。

5年生存率のグラフ（横軸に治療からの経過年数、縦軸に生存者の割合）を見て、自分の場合の5年生存率を「50%弱」くらいだろうと見当を付けた。

ごくレアだが、手術の失敗によって短命になることがある。逆に、手術が成功して順調であれば、その時には「50％～60％くらい」と見込んでもいいのではないかなどとも考えたが、それ以上に楽観的な材料は見つけられなかった。

２０２２年の9月には、食道学会があり、その場で「食道癌診療ガイドライン」と「臨床・病理 食道取扱い規約」の最新版が発売されるとのことだったので、知り合いに調達して貰った。また、学会の様子はオンラインで視聴可能だったので、視聴できるように手配して貰ってパソコンで見た。私の手術の執刀を予定している医師の発表があったので、見たかったのだ。

専門的な話は分からなかったが、医師の人柄などが「少し」だが分かったような気がした。当たりはソフトだが、話に無駄のない、頭の良さそうな先生だと思って、満足した。

ガイドラインを読み込んだことは、標準的な治療メニューを知り、その大凡の結果について見当を付ける上で役に立ったし、医師と話をする上でも便利だった。また、学会の動画を見ておいたことも、医師とコミュニケーションを取る上では悪くなかったようだ。

大学病院の医師は、医者であると同時に、大学の教師であり学者でもある。こうした専門家に対して敬意を以て接する姿勢を見せられたし、そのことによって詳しい話を聞きやすくなったと思う。

治療方針の決定

ガイドラインに書かれている治療は、学会で認められるようなサンプル数のデータを伴った治療方法で、いわゆる標準治療の最新版だ。概《おおむ》ね健康保険を使って治療ができるということでもある。

日本の「標準治療」がベストなものなのかについて、私は判断材料を持っていない。例えば、海外の治療方法まで調べるともっと有望なものがあるかも知れないし、国内にも健康保険で認められていないだけで実は有効だったり、学会で認められていないけれども良い実績のある治療方法があったりするのかも知れない。

標準治療よりも良い治療方法がある可能性について、私は否定しない（できない）。だが、今回の自分のケースでは、自分の情報の理解力や判断のための持ち時間などを考えた時に、「標準的な治療でベストだと思えるものでいい」と割り切ることにした。

ただ、後に得られた知識から少しだけ補足すると、癌の種類がレアで症例の少ないものだと、十分なエビデンスがなくて健康保険で使える抗癌剤の種類が少ないなど、データや制度が制約になる可能性が若干ある。筆者の食道癌は、そこそこの症例のある癌だが、それでも胃癌や直腸癌ほどの数はない。治療結果に決定的に関わるような薬ではなかったが、食欲不振等の症状に陥った時にネットで情報を調べて使ってみたい薬があったのだが、「その薬は、食道癌ではまだ（健康）保険で認められていないので使えません」と言われたケースがあった。

仮に、読者が罹った癌がレアなものであった場合には、海外の癌治療に詳しい専門医などを探して、可能な治療の可能性を早く見つけることが望ましい場合があるかも知れないことを付記しておく。

さて、筆者の治療方針の選択肢は、抗癌剤3剤の投与を2クール（1クール10日から2週間くらいの入院になり、間が2週間）行って、その後で、手術ないし放射線で根治を目指す治療を行うことになる。

両治療の5年生存率は、手術の方が放射線よりも数%いいくらいのデータであったが、自分の癌にどちらが合っているのか、また治療後の状態なども含めてどうなりそうなのかが判断材料になる。

筆者が一つ気にした材料は、治療後の「声」の問題だった。声帯を司《つかさど》るのは反回神経と呼ばれる神経だが、食道癌の手術ではリンパ節を郭清《かくせい》する際にこの神経に障る可能性がある。

自分の仕事を考えると、原稿を書く以外に、講演などで話す仕事や、コンサルティングの仕事で「話す」ことが必要なものが相当の割合で存在する。概算してみると、書く方が時間は長いが、生み出している経済価値は話す仕事の方がやや大きい、というくらいのバランスであることが分かった。

主治医に聞いてみると、上手く手術すれば大丈夫だとの答えだった。だが、信用しない訳ではないが、外科のお医者さんなので、「切る（＝手術する）」ことを好むバイアスを持っている可能性がある。

幸い、相談していたメンバーの中に、癌の放射線治療が専門の大学病院の医師がいた。CTの画像なども見て貰った上で得た彼の意見によると、「手術で取りきれるなら、手術する方が根治の確率は大きいのではないか。手術に賛成する」とのことだった。

「知り合いの医師に意見を求めたいので、私のデータを送って下さい」と主治医に頼んだら、簡単にOKしてくれて、紹介状のような形式でデータを送ってくれた。

うろ覚えだが、かつて、米国では癌治療のセカンド・オピニオンは、先ず放射線の医者に求めると聞いたことがあった。筆者の知り合いは、癌の放射線治療を長くやってきた医師で、数年前に筆者の同僚が肺癌に罹った時に腕のいい放射線科医を紹介してくれたことがあった（同僚は治療後5年が経過して現在大いに元気だ）。放射線の専門医で相談できる相手がいたことはラッキーだったかも知れない。

最終的に手術にしようと心に決めて、主治医との話に臨んだ。物静かで頭の良さそうな主治医が、珍しく言葉に力を込めて「一緒に、頑張りましょう」と言った。やや意外感を覚えたが、ありがたいと思った。

こうして、治療の方針が決まった。

「親切な人」は意外と困る

癌は全てが投資やお金と関係する訳ではないが、本人にとって「不確実性下の意思決定」の問題である点が投資と似ている。

大きな病気にかかると、誰でも、先ずは病気について情報収集したいと思うだろう。治る確率、治療方法の選択肢などについて知りたい。病院や医師の評判も気になる。

ただし、ここで悩ましいのが、情報がたくさんあり過ぎることだ。癌については、ネットにも、書籍にも、そして周囲の人々のクチコミにも、おびただしい情報が溢れている。

この状況は、投資を始めようと思った初心者も同じではないだろうか。例えば書店に赴いたとして、どの本が信頼できるのか判別することは簡単ではない。テレビや雑誌で顔や名前を見たことのある著者の本に親近感を覚えるかも知れないが、これはあまり信頼のおける選択基準ではない。

情報は欲しいのだが、情報は、判断するという行為とセットではじめて有益になり得るものであって、判断できない情報や判断に時間が掛かり過ぎる情報は却って邪魔になる。しかも、癌患者の時間は限られており、判断のタイミングを自分で自由に決められない場合が多い。

理想を言うと、必要あるいは有効で役に立つ情報だけを、信頼できる判断の根拠とセットで速やかに入手したい。

しかし、自分の処理能力と持ち時間に対して、癌に関わる情報ははっきり言って過多だ。書店にもネット上にも、治療法の選択に関わる情報だけでも多くのものがあって、もちろんそれらの有効性を試してみて確認することなどできない。

加えて、「私は癌になりました」と伝えると、多くの「親切な人」が群がってきて各種の情報をもたらしてくれる。治療に役立つ可能性があるものだけでも、身内や知り合いの名医、海外の富裕層が使う治療薬、癌が治る生活習慣、癌に有効だとされる各種のサプリメント、身体に良い水、良い治療法が書かれた書籍、癌が治った身内のエピソード、最近書かれた論文、マッサージの達人、など多くの情報の提供を受けた。

大半が好意によるもので、感謝している。営利目的の混じるものは殆《ほとん》どなかったが、広く知らせたわけではないのに、多くの情報が集まる。

しかし、集まった情報の全てについて判断する時間はないし、お礼を伝えることだけについても時間とエネルギーを要する。また、治療法について迷いが生じた精神状態に陥るのは良くない。

こうした状況を考えて、筆者は、少なくとも治療の方針が固まるまで自分の癌について対外的に知らせないこととした。お見舞いへの対応や、SNS等を通じたメッセージに対する返信の時間と手間を節約したいという目的もあった。

「自分は素人投資家と一緒だな」

世間には「標準治療ばかりが癌治療ではない」という意見があり、実際に標準治療以外の治療が奏功しているケースもあるのだろうが、判断の方法と時間がない情報については諦めることにした。また、世間に流通している治療の選択肢の中には、「上手く行ったケースが過剰に強調されているもの」や「楽に結果が得られそうで魅力的なもの」などがあり、これらの情報を検討していると迷いが生じる可能性がない訳ではない。

この辺りの情報の価値と判断する側の心理の関係は投資の世界によく似ている。「素晴らしい実績のアクティブ・ファンド」や「容易に儲かる投資のノウハウ」のようなものが、つい魅力的に思える場合はあるのが生身の人間としては普通だろう。危ない、危ない。

加えて、治療方針に関する相談相手を、「自分が直接知っていて直接利害関係がない医療のプロ」数人に絞り込んだのは前述の通りである。科学者、放射線科医、内科医が1人ずつと彼らが紹介してくれた医師複数だ。この方針も正解だったように思うし、良い知人を持っていた筆者は幸運だった。投資の世界で言うと、ファイナンス学者、ファンドマネージャー、金融マン、ファイナンシャル・プランナー（FP）、税理士、などの有能なプロだが商売の利害関係の一切ない相談相手が親しい友人にいたようなものだ。

主治医について、学会の発表の動画で話しぶりを見聞きして「この人は信頼できる」と思えたことは、治療に向けてプラスだったと思う。ただ、「本人の話を聞いて、信頼し、期待する」というアプローチは、ファンドマネージャーや経営者のインタビュー動画を見て感じ入っている投資家に近い心の持ち方である（日頃は「そんなものを見ても役に立たないよ」と筆者は言っているのに）。

自分のことを、自分で少々可笑《おか》しいと感じたことを覚えている。「ああ、自分は素人投資家と一緒だな」と思ったのだ。もっとも、現実に癌患者として素人であり、初心者なのだから不自然ではない。

癌も投資も情報収集に意味がない場合がある

投資の世界の情報には、（1）知識やノウハウに関わる情報と（2）投資対象に関わる（直接損益につながり得る）情報とがある。

先ず、何《いず》れの情報も、「判断できる自分の能力と時間」がない場合は、情報収集自体に意味がないことを知って欲しい。あなた自身が理解できない情報を知っても意味がないのだという宣告は残酷かも知れないが、事実だ。

加えて、情報が多量に集まった事実自体が、過信を生んだり、情報の量自体が処理と判断の時間を圧迫したりする弊害にも気づくべきだろう。

また、特に悩ましいのが（1）に類する情報だ。投資家が初期の段階で正しい知識とノウハウに接して理解するのか、誤った知識を先入観として持って回り道をするのかで「大差」が生じてしまい、時には回復不能の状態に陥ることもある。

何れにせよ、情報は多く得られる方がいいと言い切れるものではない。処理・判断の能力と時間を伴わない情報は無益だし、時には有害なのだ。この事情は、病気でも、投資でも一緒だ。

上機嫌な癌患者でありたい

癌患者の時間と「資源の最適化」

食道癌の標準治療には近年変化があり、先に抗癌剤（3剤を使う）の治療を2クール行って、その後に手術ないし放射線治療を行う。筆者の場合概ね2週間の間隔で、入院して第1回の抗癌剤投与、退院して休み、再び入院して2度目の抗癌剤投与、退院して休んで、手術のために入院、と治療は続く。筆者は、抗癌剤、手術共に経過が順調で入院日数の合計は40日程度だった。

手術を受けたのは2022年10月27日だ。手術は、食道の大半と胃の上部の一部を切除して、胃を持ち上げて食道の位置につなぎ、胃部から喉に至るリンパ節を郭清する大がかりなものだが、手術支援ロボット「ダヴィンチ」や胸腔鏡《きょうくうきょう》を使う手術で、想像よりも身体へのダメージは小さい。手術の翌日には体に確か9本ほど管がつながっていたが、立ち上がって100メートルほど歩くことができた。退院は術後13日目だった。

現在術後3カ月近くになるが（2023年1月）、1回当たりの食事の量が以前の3分の1程度なのと（今後増える予定だが元には戻らない）、手術の後遺症で空咳《からせき》が出やすい（数カ月続くことがあるらしいが、ほぼ軽快した）ことを除いて術前と大きな変化はない。体力は7割くらい回復したと感じる。生活や仕事に大きな支障はない。

再発予防のための投薬があと1年ほど続き、検査が3カ月に一度程度向こう数年続く予定だ。

将来については、ごく大まかに言って、現状の延長線上で癌は問題にならずに一応「治った」と感じられるケースが半分、再発や転移が問題になるケースが半分くらいの見通しだ。食道癌は再発や転移が起こりやすい癌だとされている。再発は2年以内に起こることが多く、「安心」はできないのだが、さりとて「今」の段階で心配しても予防や治療上できることはない。従って、心配することに利益はない。

ビジネスで言う「プランB」的な困った時の戦略を持っていればいいので、日頃は身体の将来について強く心配はしていない。後で説明するような「修正された時間感覚」を持ちつつ、本人なりの「普通どおり」で生活している。

さて、筆者はこれからどうなるのだろうか。自分に関する当面の理解は、「あのままだと年内に死んでいただろうけれども、たぶん1、2年は活動的な時間を得ることができた」ということだ。将棋で言うと、投了寸前の局面を形勢不明に持ち直したような気分だ。悪くない。

思い起こすと、入院の申込書類の中に「信条」や「モットー」はあるかというやや大きめの記入欄があった。宗教的な信条などがある人のために用意された質問なのだろうかと思ったが、筆者は、「正直、快活、上機嫌！」と書いた。病気の療養でも、投資でも、仕事でも、遊びでも、快活に機嫌良くやる方が、自分にとっても、他人にとってもいい。

筆者は、当面、真面目に、しぶとく療養する、上機嫌な癌患者でありたいと思っている。

［第２章］

がん保険はやっぱり要らなかった

治療にかかったお金はいくら？

人生をやり直すとしたらがん保険に入るか？

癌になってみると、筆者の元にはがん保険に関する質問が多数寄せられた。「がん保険は要らない」と言っていた人物が、実際に癌になってどう感じたか興味を持たれたのだろう。

本章では、筆者の癌とその治療経過を手掛かりに、がん保険の要否について考える。筆者と似た条件にある方は多いと思うが、読者と筆者とで意思決定のための条件が同じでない点はあるかも知れない。もとより自分一人の経験を一般化して押しつけるつもりはない。読者は、ご自分の問題として改めて考え直してご自身の結論を得て欲しい。

なお本書では、病気としての癌の表記として漢字の「癌」を充てる一方、「がん保険」への言及では「がん」を充てる。保険会社は癌が恐ろしい病気ではないというイメージを醸し出したいのだろうと推察して、その慣行を尊重する。

患者になってみた実感としても、文章の字面としても、癌一般には「癌」が適切だと強く思う。ひらがなの「がん」は間抜けだし、それで病気が軽くなるわけでもない。

癌に罹ったという話をすると、いつどうやって癌が分かったかという質問（なぜかこの質問が圧倒的に多い）の次くらいに多いのは、がん保険はどうしていましたか、だった。これは、筆者がお金関連の情報発信を生業《なりわい》としているからだろう。

結論から言うと、筆者はがん保険に入っていなかった。しかし、それで何の問題もなかったし、がん保険に入らないという意思決定は、筆者以外の広い範囲の人にとってこれからも正しい。

もちろん、がん保険に入っていれば、「結果的に」お金が貰えて得をしていただろう。しかし、仮に筆者がもう一度人生をやり直すことができるとして、「意思決定の問題」として、がん保険に入るかというと、入らないだろうし、常識のある人間としてはそれが正解だ。一度だけでなく、何度やり直しても、現行の制度や保険の性質がすっかり変わらない限り、答えは同じだ。

衝撃の負担額

さて、では、筆者がいくら治療費を支払って、その内訳としてどうしても必要な支出がいくらだったかを説明しよう。切りのいいところで区切って数字をまとめてみる。

筆者は、2022年の8月24日に食道癌と診断が確定し、9月上旬から抗癌剤治療で2回入院し、その後10月27日に手術を受けて13日後に退院した。手術を中心とする治療として、この時点辺りで一区切りが付いたと考えていいだろう。

この時点で、筆者が医療費として直接支払ったお金は約235万円だった。入院の準備費用やタクシー代など治療に関連する他の支出もあったが、医療費の領収書を整理してみると、この程度の金額だった。

ただし、この中の約160万円は、入院一日当たり4万円のシャワー付きの個室を選んだ筆者の意図的な贅沢《ぜいたく》によるもので、治療のためにどうしても必要だった費用ではない。ここには合計40泊した。この大学病院は個室の部屋代が相対的にやや高めだと後から分かった。近隣の大きな病院は3万円台半ばくらいの設定が多い。地方の病院だともっと安い場合が多いだろう。

病院の選択に当たっては、個室代などの価格を全く気にしていなかった。病院の症例数や執刀してくれる医師の経験や評判などで決定した。結果的に「当たり」だったと思うが、この点は真剣に選んだ。少々の値段の差よりも、受けられる治療の質が重要だと考えた（普通の考えだと思う）。

個室を選んだ理由は、主に、消灯時間が自由であることや、原稿書きや電子メール、オンライン会議ができることなどだ。個室代分を稼ぎ出すほど熱心に仕事をしたわけではないが、仕事に穴を空けずに済んだし、他の患者さんに気を遣わずに済んだので、これで良かったと思っている。

同じ病院でもっと高い部屋のオプションが複数あったし、4人一部屋の入院だと一泊約7千円なのだが、この辺を自分の現状にとってほどほどだと判断した。

残る費用約75万円は、高額療養費制度の上限を適用しながら大学病院が請求した金額を支払ったものだ。筆者が仮に国民健康保険に加入するフリーランスであれば、この金額が大凡の「どうしても必要だった医療費」になる。大がかりな手術を伴う治療をしたにもかかわらず、「意外にたいした金額ではないな」と、日本の健康保険制度に感心・感謝した。

そして後日、望外で追加の感謝があった。筆者は2022年時点で東京証券業健康保険組合の加入者だったので、同組合が設定している、医療費一回の支払いが2万円を超えた部分を健康保険組合が補填《ほてん》してくれる制度が機能して、結局、筆者がどうしても支払わなければならなかった医療費は約14万円に過ぎなかったのだ。

治療費は貯金で楽に間に合う

この種の補填制度は、多くの健康保険組合が備えている。毎月の医療費負担の上限を決めて、これを上回った額を補填する条件が多いようだ。保険組合によって個々に内容が異なるので、国民健康保険ではなく、健康保険組合に加入している方は制度を調べておくといい。

例えば東京証券業健康保険組合の場合、一回に2万円を超える保険診療の医療費支払いは、2万円との差額が給付される制度がある。給付のタイミングは自己負担額の支払いの3カ月後だ。

他の健康保険組合では、医療費の支払い一回当たりに自己負担の上限を設けて計算するケースもあるし、1カ月の医療費に上限があって差額が後から補填されるケースもあるようだ。

また、加入員の自己負担における上限金額の設定に違いがある。個々の健康保険組合によって条件が異なるが、企業や業界単位の健康保険組合の場合は何らかの補填的給付があるケースが多い。特に、サラリーマンはご自身が加入する健康保険組合の条件をホームページなどで確認しておくといい。

例えば、初回の入院費を支払った２０２２年9月分の医療費では、保険診療分として筆者が窓口で機械に支払った金額が25万円だった。ところが、「一部負担還元金現金給付」として健康保険組合が支給してくれた金額が23万円あって、この払い戻しは12月半ばに行われている。

二度目の入院の支払い27万円と、２万円を超える通院の支払い３万円があった10月分には、後から26万円が支給されている。支給額の決定は支払い一件単位なので、前者の支払いに対して25万円と、後者の支払いに対して1万円の合計が26万円だということなのだろう。この月は２万円を超える支払いが２回あったので、筆者は４万円負担した。

三度目の入院の支払いがあった11月は、筆者の支払いが14万円で、健保組合からの給付は12万円だ。ここまでの３回で合計61万円支給されている。

なお、煩雑になるが本稿の性質上記しておくと、筆者が窓口で支払った金額のうち保険診療に該当する金額については、国民健康保険の高額療養費制度の上限額が支払いの上限になるように病院側が調整する仕組みがある。一回当たりの支払い額があまり大きくならないようにとの配慮だろう。

これが先に適用されて高額療養費制度で支払いの上限があり、先ずこれを支払う。その支払い額に対して健康保険組合が一件2万円を超える分をさらに負担してくれる仕組みだ。繰り返すと、健康保険でカバーされなかった「どうしても必要だった」医療費の支払いは、手術の入院が終わって治療が一段落した段階で14万円だったということになる。

筆者の場合、これに自分で選んだ贅沢費が約160万円加わった訳だが、何れの場合も、受けられた治療自体は全く同じである。

手術後の医療費はどうなるか。筆者は主治医と相談して、再発防止のための薬剤投与を行うことにした。毎月一回、1年間である。その他に、定期的に検査があったり、飲み薬の処方があったりするが、大きな金額ではない。

高価な薬だが、毎月の窓口の支払いは、保険適用部分が12万円に、時間を予約して診療できる仕組みの利用料が1万円の合計で13万円見当の予定だ。そして、12万円の方は健康保険組合の給付金を考えると負担が2万円に減る。結局、1カ月当たり3万円を1年間負担することになると見込んでいる。

改めて計算してみて、そもそものわが国の健康保険制度および健康保険組合（筆者の場合は東京証券業健康保険組合）の付加的な給付制度が、こんなに手厚いものなのかと感心する。

国民健康保険の場合の75万円であっても、筆者が加入していた東証健保の場合の14万円であっても、たいていの人にとって貯金の一部取り崩しで十分に支払える額だろう。読者は何らかの健康保険に加入しているに違いない。ならば、少々余裕を見るとして自由になる預金が200万円か300万円くらいあれば、入院の条件などをその都度考えるとして、健康保険が適用される標準的な治療を行う限り、がん保険に入っていなければ癌の治療費が払えないという事態は先ずないだろう。

がん保険の保険料を毎月支払うよりも、預金なり積立投資なりで早く何百万円かの備えを作ることを考えた方がいいと筆者は思う。老後の生活に備えた蓄えの形成も必要なのだから、同時に行うといい。

癌治療で、実は最大のコストとは？

では、この一連の癌治療のコストはこれだけなのか、というと全く正しくない。おそらく最大のコストを見逃している。それは、機会費用だ。

２０２２年の9月初旬にはじめて入院し、間隔を置きながら都合3回入院して、10月27日に手術を終えて、食事などが不自由ななりに病後の人間レベルでだが普通の生活ができるようになったのは11月末くらいからだ。

この間３カ月ほど、主として、過剰な親切への対応や情報過多を避けるために、対外的には癌で療養中であることの公開を控えて、筆者はいわば世間から隠れていた。

講演や動画出演はもちろん、コンサルティング的な仕事もできないし、新しい仕事の種を蒔《ま》くような活動もできなかった。この逸失利益は小さくない。これは、機会費用としてカウントすべきコストだ。

仮に、筆者の年収を3千万円としよう。この間にも対応できた仕事の稼ぎが半分だとすると、３カ月分の機会費用は３７５万円と計算できる（3千万円を2で割って、さらに4で割って計算した）。

経済的な損得勘定を正確に把握しようとすると、実質的に払った医療費がいくらであったかといった問題は些末《さまつ》とまでは言わないまでも、細かな問題だとさえ言える。読者諸賢も、病気治療の費用を見積もる上では、病気治療が必要ない場合に獲得可能なはずだった経済価値の中で取り込み損ねたコストを機会費用として認識する必要があることに注意されたい。

なお、拙文中何度も贅沢だと書いた個室の費用だが、筆者は個室を利用できたおかげで連載の原稿を1本も落とすことなく入稿できた。この間、休載や中止にしていたら、その後に続かなかった連載があっただろう。その場合、将来の原稿料だけでなく、連載原稿を書いていることによるビジネス上のプラス効果をも失うことになる。

毎日個室代以上に稼ぐという思いつきの目標は、入院して早々に無理だと分かって放棄したのだが、将来の効果まで考えると、個室代も単なる贅沢だけではなかったことが分かる。

一般に、意思決定とコストの問題は見かけ以上に複雑で、考えてみると面白いことが多いのだが、自分の癌治療もなかなか興味深い題材であった。

「不安に対処する」ための保険は賢くない

意思決定は結果論ではなく「事前」がベース

筆者が、がん保険に加入していたらどうだっただろうか。例えば、癌と診断を受けた時に50万円とか100万円といった一時金を貰えるケースもあるだろうし、入院一日当たり1万円とか2万円といった保険金も大いに助けになったはずだ。

筆者の場合も、癌にかかることが前から分かっていたなら、何らかのがん保険に入っておいた方が金銭的に「得」だった可能性は大きい。

しかし、がん保険に加入するか否かの意思決定は、自分が将来癌にかかるかどうかが分からない「事前の」時点で行うものだ。かつての筆者にとってもそうだったし、多くの読者にとってもそうあるべきだ。

筆者が思うに、特定の結果の損得と、確率を考えた「事前の」損得を区別して、後者のロジックに従って判断できるかどうかが、経済的に正しい意思決定ができるか否か、いわゆる「カモになるか否か」の一つの大きな分岐点だ。せっかく人間に生まれて、多少なりとも確率の概念が分かるのなら、正しく考えたいものだ。

ここで、杓子定規《しゃくしじょうぎ》に真面目な人なら、将来自分が癌にかかる確率、その場合に支払われる保険金の予想額などを考え、他方の保険料負担と、保険料を他の運用に回した場合の期待リターンなどを考慮して、損得の期待値を計算するのかも知れないが、これは賢くない。本気でやるなら人生の時間の浪費だ。

保険会社が商品設計の際の計算に失敗しない限り、がん保険の条件は保険会社が十分利益を期待できる水準に設定されていて、加入者側にとって損であるに決まっている。なぜなら、平均的に加入者が得をするのであれば、原理的に保険会社は潰れてしまうからだ。そして、商品としてのがん保険は長年にわたって継続しており、保険会社は儲かっているし、保険を売るための熱心なセールスの努力が続いている。推測の根拠は十分だ。

損得の点に関しては、営利会社であり保険の専門家でもある保険会社を大いに信用していいはずだ。「大人の経済常識」を働かせた判断として、確率と期待値を考えた損得の問題として、保険会社が儲かっているなら、加入者は損をしていると考えて間違いない。

「がん保険には入らない」という結論を何度でも出す

従って、仮に筆者が30代、40代の時分に戻って、将来癌にかかるかどうか分からない時点でがん保険の加入について検討するなら、「がん保険には入らない」という結論を、自信を持って出すはずだ。

なぜなら、がん保険に入ることが確率を考えると大幅に損である一方、万一癌に罹っても自分の手元のお金で十分対処できるからだ。この意思決定に不安はない。そして、この種の架空の状況の繰り返しが何度も可能であるとすれば、何度でもそうするだろう。

ただし、架空の人生のうち、何度かに一度は癌に罹って何らかの治療費を自己負担することになるに違いない。しかし、架空の人生を何度も通算すると、保険に加入しない方が大いに得になっているはずだ。

保険はお金の問題だ。感情を交えずに損得と必要性の有無で判断したい。

例えば、通院には交通費が掛かるが、この交通費をがん保険が支給してくれると嬉しいといった声がある。結果論として、嬉しかったり助かったりする場合があるのはその通りだろう。しかし、保険会社は交通費を支払うような保険の場合に、交通費の発生確率や期待値も計算して保険料を設定しているはずだ。

また、そもそもがん保険に入る動機の小さくない部分が、癌にかかることへの不安の感情だろう。冷静に考えると、がん保険に入っても癌に罹患《りかん》する確率は少しも小さくならないのだが、不安な問題に何らかの対処を行ったということが、精神的な満足感につながることがある。率直に言ってこの満足感は賢くないし、賢くないことが我慢できても相当に高く付く。

保険一般として、利用の判断基準は、「損か、得か？」ではなく、「損だけれども、必要か？」であるべきだ。保険の専門家ほど、これが当たり前だと思っているはずだ。

後述するように、平均的に損ではあろうけれども必要な保険というものはある。他方、がん保険は、それ自体が損であることと同時に、がん保険がなくても治療費の支払いに心配はないので不要である。

先進医療特約をどう考えるか

因《ちな》みに、先進医療特約については態度を保留する。標準治療は、「標準」という名称に頼りなさを感じるが、エビデンスに基づいて有効性が確立した治療だ。一方で、先進医療とは、厚生労働大臣が承認した高度な医療技術を用いた先進性の高い治療のことである。この特約を結ぶことで、先進医療の高額な技術料が補償される。問題となるのは、その効果だろう。

一般論で言うと、先進医療はその名のとおり先進的であるため、有効性がまだ十分に検証されていない上に、適応される症例が国内では限られている。だから、保険料と有効性の期待値のバランスを考慮して加入を決める必要がある。

費用面についても検証してみよう。保険の加入者は、一般的な保険会社なら数百円、共済なら100円程度の保険料で済むところもある。保険会社からすると、じつは先進医療特約は、医療保険に無料で付けたとしても、痛くも痒くもない程度のコストだということだ。

前述のように、先進医療を受けたとしても効果が現れるかの確証はないので、一般論として先進医療特約は不要だろう。

一方で、先進医療が効く可能性がゼロではない限り、標準治療の希望を失った場合、その可能性をどう考えるかは、判断が分かれるところである。ただし、先進医療特約を目的に、がん保険や医療保険に加入するのは馬鹿げたことだと付け足しておく。

加入していい保険の条件

安心ではなく必要性で判断する

「生命保険は不幸の宝くじである」としばしば言われる。普通の宝くじは、持っている番号が当たりだった幸運な人が儲かるのだが、がん保険を含む生命保険では、不幸なイベントが降りかかった人が保険に加入していて得をするからだ。

それでは、宝くじの当せん者が「宝くじは儲かることがあるからいいものだ。くじを買わないと絶対に当たらないのだから、皆さん、宝くじを買うべきだ」と言っていたら、読者は、これを信じて宝くじを買うだろうか。普通に確率の思考ができる人は買わないだろう。

宝くじは、別名「無知への税金」とも言われているボッタクリ商品だ。得だと思って買うのは、相当に愚かな人だ。

幸運な人が儲かるくじでも、不運な人が儲かるくじでも、この理屈は変わらない。「がん保険に入っていて助かった」という経験者の話を聞いて感動して、自分もがん保険に入ろうと思う人は、相当に判断力が弱い。

保険加入のような冷静に判断すべき経済行為は、漠然とした安心のような「感情によって」ではなく、保険の必要性を冷静に判断して行うべきだ。

保険それ自体は、（1）滅多に起こらないことだけれども、（2）起こった場合の損失が破滅的に大きい、リスク・イベントに対して、人が集団で対処する巧妙で賢い仕組みだ。しかし、平均的にはかなり損な賭けなのである。保険の仕組みを提供するにはコストが掛かるのだから、当然だろう。

保険を利用することが経済的意思決定として正当化されうる必要条件は、この（1）と（2）を満たすことだ。

例えば、自動車事故を引き起こしてしまった場合の補償に備える自賠責保険や、延焼の責任を問われることもある火災に備える火災保険などは、多くの人にとって（1）、（2）を満たしていて（必要条件）、他に代わりうる手段を持たない（十分条件）点で、加入が正当化されるし、必要でもある保険だろう。

2人に1人は癌に罹ると言われているわが国におけるがん保険や、多くの人に訪れる老後の生活費を賄うための年金保険などは、必要条件を満たさないので、保険会社が大規模な計算間違いでもしない限り、明らかに要らない保険なのだ。

庶民レベルで生命保険が必要なのは、貧乏で且ついざという時に頼ることのできる家族や親類などを持たない夫婦に子供が生まれた時に、一家の稼ぎ手が加入する死亡保障の保険くらいだろう。もちろん、「保険は損！」なのだから、子供が成人するまでの期間限定で、掛け捨ての保険がいい。

なお、この目的の保険について、生命保険評論家の後田亨《うしろだとおる》氏が筆者に教えてくれたのは、所得保障保険（就業不能保険などと呼ばれることもある）だ。やはり子供が成人するまでの期間、掛け捨てで加入するといいという。

所得保障保険は、満期が近づくと保障額が小さくなるので、保障額が期間中一定の死亡保障保険よりも保障が小さくなり、必然的に保険料が安くなるからよりローコストで備えることができるのだという。筆者は、「なるほど」と感心した。

相談はしても人間からは買わない

生命保険という商品は、生涯に払う保険料が合計1千万円を超える人もいる。高額な商品にもかかわらず、商品設計を必要以上に複雑にしているため、損得が直ぐに計算できず、他社の商品と比較することも難しい。当然、加入者が払う保険料は高い方が保険会社としてはビジネスになる。営業のモチベーションが強い会社の営業マンに相談すると、「これが売れ筋です」「これにしましょう」とどんどん誘導されてしまう。

因みに、街角の保険ショップには行かない方がいいというのが私の持論である。乗り合い代理店は、やはり彼らにとって手数料の高い、稼げる保険を売るモチベーションで動きがちだ。また、先輩など知人に紹介された生保のセールスマンなども、断りにくいため注意が必要だ。

相談する人を強いて挙げるとすると、FPであろうか。ただし、保険商品を売らないFPである。2万円程度の相談料を払って相談し、その上でセカンド・オピニオンを取るといい。

実際に必要な保険というのは、自分がしっかり理解できるシンプルな設計で、安いものである。

そして基本的には、人間には相談しても人間からは買わないようにする。これに尽きる。

本章をまとめると、意思決定の問題としては、がん保険に入らない方が圧倒的に正しい。

仮に、不運にして自分が癌に罹ってしまった場合でも、費用は貯金で十分に賄えるのだから、「がん保険という損な賭け」には参加しない方が得なのだ。

自分が特異なくらい癌に罹りやすい体質であることに強い自信があればこの限りではないのかも知れないが、その程度の逆選択への対策は保険料に十分以上に含まれているだろう。「営業」はともかく、「計算」に関しては、保険会社は信頼できる。

これは筆者の状況での判断だが、意思決定に影響を与える要素が筆者と同様の方は少なくないはずだ。ご参考になれば幸いだ。

読者ご自身の場合はどうなのか。ご判断は読者にお任せする。

［第３章］

癌になって分かった、どうでもいいことと大切なこと

悩ましい頭髪の問題

物、仕事、人間関係などの必要・不必要

本章は、癌に罹り、進行することで見えて来た、物、仕事、人間関係などの必要・不必要について書く。論理の筋立ては見えていて、一つには時間的な制約、もう一つには体調・体力的な制約によって、主にそれまで抱え込んでいたものの中で不要になったものがどんどん見えてきたということだ。

ところで、この原稿を書くにあたって、こちらの事情で遠ざけた仕事や人間関係の当人や関係者が読者の中に混じっている可能性について考えなければならない。これは、率直に言ってかなり気の引ける事情だ。

この点については、以下のように考えてみて貰えないだろうか。

仕事や人間関係は、その時のタイミングや縁によって、価値が大いに変化する。ある時には、貴重な仕事の縁であったり、重要で興味深い貴重な人間関係だったりしたものが、条件の変化によって相対的な優先度が変わる。筆者は、決して、仕事、まして人間の絶対的な価値を判断できているのではない。

今回は、この前提条件で事実を率直に書かせて貰うことにする。それでも残っている非礼に対しては、平にご容赦を乞う。

さて、筆者の療養過程を簡単に振り返る。2022年の8月24日にステージⅢの食道癌と診断された日をスタートとしよう。治療方針は、抗癌剤（3剤）を2クール投与後に、手術または放射線で病巣を取って、再発しない根治を目指す。入院はそれぞれ2週間見当で、それぞれの入院の間には2週間程度の休みの期間が入る。

この頃の筆者の頭の中にあったキャッチフレーズは「真面目な癌患者になろう」だった。食道の手術後は、以前よりは食事が不自由になるはずだが、慣れによる改善も見込めるし、仕事は以前とそう変わらずにできるようになる。先ずは、その状態を目指そう。ただし、食道癌は転移や再発が多く、半分くらいが2年以内に再発する。ここをクリアできるかどうかが大きな分岐だ。

これが、治療前期の筆者にとっての大まかな与件である。この頃は、まだ体力が十分残っていた。スポーツで鍛えていた訳でもないし、生活は不規則・不健康だったのだが、同年代よりも体力があった。

仕事が大いに気になっていたし、その関係で、抗癌剤による脱毛の可能性をずいぶん気にした覚えがある。

「下級の落ち武者」のような髪

髪の毛は、筆者のような男性にとっても「意外に」を超えて「大いに」気になる対象だ。この点の当否は後で論じる。一方、文化習俗的な背景を考えると、髪の毛に対する思い入れは女性と男性では大きく異なるかも知れない。

男女を分けて文章を書くのは、ポリティカルに正しくないかも知れないのだが、「女性の気持ちまでは、私には分かりません」と正直に前置きする意味で「男性にとっても」と補足したことをお断りしておく。

さて、抗癌剤の投与で髪の毛が抜ける話をご存じの読者は少なくないのではないか。ドラマのシーンなどでも、癌に罹った登場人物の髪の毛が抜ける設定は少なくない。

筆者の場合は、いわゆるツルツルになるほど毛が抜けたわけではないが、それでも大量に脱毛して、そのままでは人前に出たくないような状態になった。敢《あ》えて似たものを探すと「下級の落ち武者」だろうか。時代劇だと、合戦シーンの後に登場して映るのは2秒くらいで台詞《せりふ》はない。

抗癌剤投与での脱毛は治療を始める時点から予告されていた。「山崎さん、髪の毛は、先ず間違いなく抜けます」と治療の説明と共に医師は言った。従って、この問題について考え、悩む時間はそれなりに長かった。髪の毛の復帰にも時間が掛かった。

抗癌剤投与の入院1回目が9月上旬で、2回目が9月下旬からだった。入院のいわば中休みの期間は約2週間だったが、1週間を過ぎたくらいから顕著な脱毛が始まった。

癌だとの診断を受けた当初から、髪の毛についてどうするかが気になり、あれこれ考え始めた。筆者に使う抗癌剤の場合、個人差があるが、投与し終えてから1週間くらい経つと髪の毛が抜け始めると聞いた。つまり、1カ月後には髪の毛が抜けた状態になるということだ。

坊主か帽子かウィッグか

入院までの10日ほどの間、動画の仕事でできるものを詰め込んだのは、仕事の上で当然だったが、この間も日々髪の毛の問題が気になり続けた。そして、その気になり方は日々成長していくようであった。

本来、病気の治療法や予後についてのあれこれをもっと気にするべきかも知れなかった。しかし、病気そのものについては、自分の考えのもとになる知識と材料、加えてできることに限りがある。必要な時点で、何らかの割り切りを持って決断するしかない。

こうした「大き過ぎる問題」は手に負えないので、自分が考えることのできる問題として髪の毛が気になったのかも知れない。だが、髪の毛の問題も、自分にとっては決して小さくはない。

選択肢としては、(1) 坊主頭ないしはスキンヘッドにする、(2) ニット帽(「ビーニー」と称するらしい)を被る、(3) ウィッグ(かつら)を使う、(4) そのまま様子を見る、の主に4通りがあった。

筆者は、(2)「ニット帽を被《かぶ》ったおじさん」でいくことにした。

（1）スキンヘッドないし超短髪は、やり慣れているのでなければ他人に異様な感じを与えるし、頭の形が悪いのでダメだと考えた。（4）の様子見は、いかにも不用意に思えた。（3）ウィッグの使用に関しては、自分自身が使用者である知人が詳しく教えてくれた。心に染みる親切で、ありがたいことだった。第三者から見た変化は最も少ないので、毎週のように広く一般の目に触れるような仕事をしているなら、この路線を選んだかも知れない。

ウィッグは乗用車並みのコスト

知人が利用しているウィッグの経済的条件は、ビジネスモデルや値付けの問題として興味深いものだった。彼の利用しているメーカー及び契約では、人毛を使った高級なウィッグを使う契約料が年間約50万円で、毎月のメンテナンスが一月1万3千円掛かるという。

ウィッグは時間と共に変えていき、白髪の分量なども細かく調整して最適なものを用意してくれる。毎月のメンテナンスには、ウィッグの下に生えている自毛の理髪代が含まれる。毎月一度調整して貰う訳だ。知人によると、理髪の担当者の腕と相性が大事だとのことだった。

足し合わせると年間に66万円の「サブスク」型の契約だ。かつて、カツラは高級なものは一個50万円程度掛かり、スペアも含めて、数個用意する必要があり、これを更新し続けなければならないので、経済的には「頭の上にベンツを乗せるようなものだ」と聞いたことがあるが、ベンツよりは安いと思った。

ただし、いったん始めると長く続くのだろうから、長年のうちには何らかの乗用車並みのコストになることは想像に難くない。

ただ、世間には、カツラの想定する年齢や老け具合と本人の現状とに乖離《かいり》があったり、カツラそのものの装着具合が不自然だったりして「頭の上に異物が乗っている」という印象を与える人が少なくない。ウィッグを利用するなら、サブスク契約の下に、頻繁にメンテナンスして貰う方法がいいように思う。

結局選んだ（3）のニット帽は、室内でも帽子を被っている状態に対してマナー上の抵抗感が少々あるのだが、そうした人物は一定割合以上存在するので悪くないと判断した。他人の動向を気にしたひ弱な判断で恥ずかしい限りだが、正直に書いておく。

ニット帽でも坊主頭・スキンヘッドでも、見かけが普通の人と異なる点は同じだが、坊主頭では「吟味するような他人の視線」が気になるのではないかと想像した。

ニット帽は、どこに買いに行くといいのか分からなかったし時間がなかったので、通販サイトで3種類ほど選んで購入した。

入手してみて分かったのは、帽子の形によって似合うものとそうでないものがあることだった。小振りで引き締まった印象のニット帽は筆者には似合わない。大きな頭がタイトにフィットした帽子を拡げると、大カボチャにセーターを被せたような印象になる。ある程度余裕のある、帽子の先が後ろに倒れるようなデザインのものの方が良かった。

ただ、帽子に付いていたメーカーのロゴに驚く人が何人かいたことを後で知った。「Supreme」というブランドのロゴが入っていたのだ。大変モテて日頃から羨ましく思っている同年配の知人がいて、彼がこのロゴが入ったトレーナーを着ていたことを覚えていたので選んでみたのだが、筆者に似つかわしいブランドではなかったようだ（デザインは大変良かったのだが）。

脱毛本番とバリカン坊主

何れも抗癌剤を投与する一度目と二度目の入院の間に本格的な脱毛が始まった。脱毛の気配を感じてから2、3日は洗髪を我慢して動画を撮りだめした。退院1週間目に、いよいよ限度だと思う日が来た。

指で髪の毛を30本くらいつまんで、ごく軽く引っ張るとそのまま抜けてくるような脱毛だった。洗髪してみると大量に、しかも「まだらに」毛が抜けた。

一度目の入院の際に、ある看護師さんが「山崎さんの治療は先ず間違いなく髪の毛が抜けるけれども、現実の脱毛は、ドラマにあるようにつるつるに綺麗に抜けるものではないのよ」と教えてくれていたので、本格的に脱毛したら坊主頭にしてしまおうと思って自分でカットができると謳《うた》う電動バリカンを家電量販店で調達していた。

洗髪の流れのまま、電動バリカンを5ミリくらいの超短髪にセットして坊主頭にした。鏡の中に見慣れない顔が現れたが、気分はすっきりした。翌日から、「ニット帽のおじさん」（まだ「おじいさん」と呼ばないでいてくれたら嬉しい）の生活が始まった。

数日後に二度目の入院となり、間に2週間の休みを挟んで、手術のための入院をして14泊15日で退院して、2022年の末あたりまではニット帽を被って生活した。

ニット帽は気に入っていたのだが、被る手間が面倒には違いない。年が明けたくらいから、帽子を被らずに外出する日が出て来た。帽子は常に持っていて、いつでも被ることができるように準備していた。

残った髪の毛は、一月に1センチ強伸びる感じなのだが、「密度」がなかなか復活しなかった。バリカンで長さを抑えながら、密度の回復を待つことにした。この間、主にニット帽を被るのだが、徐々に帽子を被らない時間が増えてきた。

一つには、当たり前のことなのだが、同じくらい毛のない人は世の中に普通にいることに気づいた。

また、この要素が最も大きいように思うが、毎日自分を見ているうちに、自分の姿を「見慣れて」きた。そして、「坊主頭でも、不都合はないではないか」という心境が芽生えてきた。

できる限り客観的に考えてみると、筆者のような人物が、白髪混じりの七三分けのような普通のヘアスタイルであろうと、坊主頭であろうと、他人には「どうでもいいこと」だろう。坊主頭では恥ずかしいのではないか、という思いは自意識過剰の産物に過ぎない。また、坊主頭にあって毛の「密度」が気になるのは本人だけだろう。これも、他人にとってはどうでもいいことだ。

脱毛から4カ月が経過した2月になって、帽子を被らずに外出する日が増えた。荷物の中に帽子を加えることを忘れる日が多くなった。

ヘアスタイルの呪縛と不経済

坊主頭で不都合はない。そういうことなのであれば、癌になる前の六十数年はどういうことだったのか。いわゆる床屋、もう少し手が込んでいて高級なイメージのヘアサロンと称するような場所に、1、2カ月に一度くらいは行って、髪をカットして貰っていたのは無駄だったのではないかという反省が生まれた。

今風にスタイリストと呼んでもいいが、筆者の髪をカットする人たちは、工夫を凝らそうとしても結局似たようなヘアスタイルに帰着していたし、筆者の頭の形に合わないヘアスタイルを理想とする画一的な価値観に囚《とら》われていた。

短髪になってみてよく分かったが、もともと生えている毛の流れは強力だ。これに反するヘアスタイルを作り且つ維持することは極めて難しい。かつての筆者の銀行員のようなヘアスタイルは、髪の毛の長さがあの程度だと、あれ以外のものには収まりようがなかったのだ。

また、多くのスタイリストは、頭頂部分の毛を盛り上げたり立てたりする一方で、頭の横の毛を抑える形が好ましいという画一的な価値観を持っていたように思う。筆者は、自分の頭の形や、毛の生え方について、いつもスタイリストに対して少々申し訳ない気分で髪をカットされていた。

「頭の形が悪い」。確かに、彼らの価値観からすると筆者の頭は形が悪い（横が張っていて、頭頂部がやや平らで、後ろはいわゆる「絶壁」だ）。

しかし、坊主頭にした場合に、致命的に見苦しいということはないように思う。想像していたよりもマシだった。そして、このヘアスタイルなら、市販の電動バリカンがあれば、自分で、しかも短時間で作ることができる。

さて、どう考えたらいいのか。

ヘアサロンに行くことのトータルコスト

仮に、ヘアサロンの施術代金を1万円としてみよう。施術に1時間半かかり、移動に片道30分、往復で1時間掛かるとしよう。ヘアサロンを一回利用することのコストは、料金が1万円と、時間が2時間半だ。時間については、「何日の何時」と予定を固定することの不自由の影響も考えなければならないから、意思決定のために、この想定は少し甘いのだが、直接的なコストを考えるとしよう。

問題は時間の値段だが、例えば年収2千万円の人がいるとすると、年間に250日働いて、一日に8時間働くとすると、時給がちょうど1万円になる。読者は、適当にご自分の時間の値段を見積もられたい。髪の毛をカットすることのトータルコストは、決して安くない。年間の回数にもよるが、下手ながん保険の保険料よりも高いかも知れない。

一方、自分でカットできる電動バリカンの値段は数千円だし、一回のカットに要する時間は片付けも含めてせいぜい30分だろう。しかも、自分にとって都合のいい時間にできる。

これだけのコスト差がありながら、他人から見ると「どうでもいい」自分のヘアスタイルに気をもんでいたのはなぜなのだろうか。

「人は見かけが大事だ」、「髪の毛の印象で見た目が大きく変わる」、「プロのスタイリストの技術には価値がある」という、理美容業界のマーケティングによる刷り込みが先ずある。これに加えて、「自分もヘアスタイルによっては好印象になるかも知れない」、「自分はヘアスタイルで損をしているかも知れない」という楽観・悲観両サイドの過剰な自意識が起動されて、人は「自分に合ったヘアサロン」を求めて彷徨《さまよ》うのだろう。筆者もそうだった。

もちろん、ヘアスタイルに手間を掛けるプロセスを楽しむという立場があって構わない。また、ヘアスタイルが死活的に重要な職業や立場は確かにあるだろう。ただ、後者の立場にある人は、本人がそう思っている人の数よりもずっとずっと少ないに違いない。

ことはヘアスタイルに限らないのだが、需要は意図的に作られている。マーケティングの作用を「解毒」することの効用は、経済的にも気分的にも大変大きいものがあるはずだ。

こだわりは案外どうでもいい

文章としては、ここで結論にしてもいいのだが、蛇足を加える。

2回目の抗癌剤投与から5カ月くらい経ってから髪の毛の密度が戻ってきた。はじめは髪の毛以外の体毛を観察していて分かったのだが、密度が落ちても残った毛の周りに、短くて頼りない毛が生えてくる。そして、その短い毛は伸びるとやや固さを増す。こうした毛が増えて、全体の印象としての毛の「濃さ」が戻ってくるのだ。

読者にとってどうでもいいはずの筆者の髪の毛の話を詳しく書いている理由は、筆者のかつてのヘアスタイルのコストに相当する支出や時間の無駄を、人はその他の分野でも多く行っているのではないかと思うからだ。

ビジネスの状況も広く含む「他人からの評価」を考えてみよう。筆者の髪の毛が、年老いた銀行員のような白髪半分の七三分けであろうと、アスリートでもないのに数ミリで揃えた坊主頭であろうと、筆者以外の人にとってはどちらでもいいことだろう。毛が多い方が書き物や話に説得力が生まれるわけでもないだろうし、まして書籍が余計に売れるわけでもない。

「実はどうでもいいこと」を意識しているのは、過剰な自意識と、社会的同調から逸脱することへの恐れ、加えてそれらを巧みに刺激する「マーケティングの魔術」の効果によるものだろう。

意識を変えて拘《こだわ》りを捨てることで、直接的にコストが節約できたり、時間が節約できたりするケースは少なくないはずだ。ヘアスタイルはその一例であり、他に、ファッションや各種の人付き合いのイベントへの参加などがあるだろう。

対象は様々であり得るのだが、「実はどうでもいいこと」を見つけ出して捨てることの効果は実に大きい場合がある。

わが物欲生活と身辺整理

私の収入

大まかに言うと、筆者は、普通の人よりも物欲が旺盛で、浪費家に属したと思う。ただ、自分で設定したつもりの生活レベルはそう高くない。

2回結婚し、それぞれの結婚で一男一女の子供を授かったが、それぞれの家族を養い（生活費の支払いが二重になった時期が相当期間ある）、残りのお金は自分の裁量で使った。家計の管理は、妻に一定の生活費を渡して、残りを自分で使うスタイルだった。自分のお金の貯蓄や投資について、関心を持ったことはほぼない。

一般論として、夫婦はお金の問題をオープンに話し合い、適性がある方が主にお金の管理をするといい、などと対外的には言っていたが、自分には当てはめていなかった。

「投資」は仕事の対象であり、課題として考える際の「お金」はゲームのチップのような物だった。これに関わることと自分のお金の処理には距離を置きたかったし、そもそも自分のお金について考えることが好きではないのだろう。なぜか請求書を書くという作業が大嫌いだった。それは今でもだ。請求書を書くのが面倒で、原稿料を100万円以上受け取らずに貯めていたことが、40代の頃に二度ある。

転職を重ねているうちに、30代の半ばの外資系証券会社勤務の時に年収が3千万円前後に達した。その後、多少のアップ・ダウンはあるが、癌に罹るまでの30年間、税引き前の年収に換算すると3千万円くらいの収入だったと思って頂いていい。収入の内訳は、その時々で大きく入れ替わることがあるのだが、合計はこれくらいだった。30年の後半は、小さな会社を作って社長だったので、飲食やパソコンなどの買い物にはそれなりの経費が使えたから、実質的にもう少し豊かだったかも知れない。

楽天証券の社員としての収入が相対的に大きかったかも知れないが、同社も含めて、特定の先からの収入が半分を超えないような構成で働いていた。

読者は「意外に稼いでいないな」と思うかも知れないし、「好きなことを言って、まあまあ稼いでいる幸運な奴だ」と思うかも知れない。

これは、どちらでもいい。本人は、自分が豊かだとも、貧しいとも思っていなかった。

地位財競争から降りることが幸せへの道

経済学者ロバート・フランクの本で知ったのだが、経済学に「地位財」と呼ばれる概念がある。自分の経済的な力・地位を対外的にアピールできる財のことで、不動産、高級自動車、衣装、アクセサリーなどが典型的に該当する。近年では、子供教育などもそうかも知れない。

地位財は、その効用が相対的に決定し、他人との競争がエスカレートしやすい。その結果、地位財への支出はしばしば、非地位財への支出を圧迫し、生活の幸福度を下げる原因になる。

非地位財の典型は「余暇の時間」だ。例えば、競争に巻き込まれて分不相応な不動産を購入してしまって、ローンの返済のためにストレスの多い職場で長時間働かなければいけなくなるような状況では、幸福度が下がる。

人は、何らかの地位財について、意図的に競争から降りると、家計が楽になって生活の幸福度が改善することが多い。これは、読者の役に立つ可能性がある一般論だと思うので覚えておいて欲しい。

筆者は、半ば意図的に、不動産と高級自動車から「降りた」。不動産は、北海道から大学生として東京に出て以来ずっと賃貸生活で、家族には申し訳なかったかも知れないが、収入よりは質素な物件に住んだ。その代わり、頻繁に引っ越した。今や数えることすら面倒だが、上京後の引っ越し回数は15回を超える。主に転職に伴う職住接近を求めた時間と利便性への投資として引っ越したが、子供の健康の都合や、学級が荒れた小学校から逃れるための引っ越しなど、家族が原因の引っ越しもあった。

自分としては、おかげでより自由に暮らせたつもりなので、賃貸生活が合っていたと感じている。

これが、収入が増えた外資系証券マン時代に、「節税のためのマンション投資」のようなものに巻き込まれていたら、事情が違ったのかも知れないが、自分のお金に興味が持てなかったし、利殖に熱心な同僚を尊敬よりは軽蔑していたので、距離を置いた。「お金にがめつくない外資系金融マン」とは、全く職業適性を欠いている。ビジネスマンとしての私は間違いなくB級以下だ。

自動車は、一度妻のためにコンパクトな外車（ゴルフ）を買ったことがあるが、自分では一度もハンドルを握ったことがない。私は生涯完全ペーパー・ドライバーで一生を終えそうだ。仕事を考えると、事故を起こすことが怖かった。もともと背中が暖かくなって15

分黙っていると眠くなるようにできているので、これで良かったような気がする。

ファッションセンスに自信がないので、衣類に熱心だったという自覚はないが、そちら方面の地位財競争からは降り切れていない。時計もそうだが、不必要に高い革靴（何れもジョン・ロブ）を数足持っていたりする。「エルメスを着た豚よりも、ユニクロを着たカモシカの方が魅力的だ」（注：どちらも好きなブランドで、特にエルメスは好きなのだが）などと書くことはあったのだが、センスに自信がない一方、容姿にも自信がなかったので、エルメス的な物から自由にはなれていなかった。

多分、持ち物は平均的な同年代よりもかなり多く持っていた。そして、片付けは得意ではない。頻繁な引っ越しがかろうじて、物を整理するきっかけになっていた。

なお、不動産と高級自動車から「降りた」ことの効果についてだが、仮に筆者がこれらに熱心だったら、自分はそのためにもっと稼ぐための努力をしたのではないかとも思われる。いいことばかりだった、と言い切る自信はない。

増え続けた持ち物を手放す

筆者の物欲は、アップル製品のようなガジェット類、高級時計、カメラ、鞄《かばん》などが主な対象だった。

癌に罹る前の時点では、100万円を超える数本の高級時計くらいが一存で決める買い物の上限だったが、カメラは一時ライカ、キヤノン、ニコンの三つのラインを交換レンズなども含めて持っていたし、パソコンやタブレットの類を年に2、3台買うので常時十数台所有していた。

衣服は、夏物・冬物のスーツ数着と、方針をまとめきれないカジュアルウェアが大きめのクローゼット一杯に入っていたし、鞄の類も多かった。これらが、家族と住んでいた池袋の家の自分の部屋と、飯田橋に借りていたやや広い事務所に分散されて置かれていた。加えて、仕事柄、書籍や論文のコピーなどの資料がある。書籍はなるべく買わないつもりでいても、少しずつ増えていく。

もっとも、物の所有がこの位で済んでいたのは、筆者が、飲食に熱心な大酒飲みだったからだろう。食べ物も、飲み物も、それほど高級なものを食べ続け、飲み続けていた訳ではないが、特にお酒は、過去10年間で飲まない日が3日あっただろうか、というくらい飲んでいた。独りでも飲んだし、多人数でも飲んだし、大した額ではないとしても友人や後輩に奢《おご》るのが好きで、割り勘払いを軽蔑していた。大凡、可処分所得の3割くらいを飲んでいたのではないだろうか。

筆者は、癌に罹ってから2回引っ越しているが、1回目は、2022年の9月、抗癌剤治療の1クール目と2クール目の間に飯田橋の事務所に近い場所にワンルームマンションを借りて自分の生活拠点を移すことにした。もともと、池袋と飯田橋の行き来が負担だったことと、通っている大学病院への通院の利便性を考えた引っ越しだ。

加えて当時はまだ新型コロナが流行の波を繰り返しており、筆者は間違いなく「重症化リスクの高い基礎疾患を有する者」に該当するわけだが、子供たちが通う学校でもそれぞれで学級閉鎖が頻発しており、生活を分ける必要があった。

この際に、主に減らした物は、衣類と書籍類、鞄類だった。ガジェットの類はオフィスに移動して置いておくことができたが、衣服はクローゼットのサイズが半分になる。また、書籍はオフィスにも置き場所を増やす余地がなかった。

衣類は夏冬一着ずつだけ

前述の通り、筆者は、自分のファッションセンスにも容姿にも自信がないのだが、人生のファッションポリシーを駆け足で振り返ってみよう。札幌の地元の私服OKの自由な校風の公立高校に合格して、発表を見た山崎少年が帰宅して直ぐに行ったことは、中学校の制服を焼却炉で燃やすことだった。中学時代は人生のボトムの一つだったたし、これからは自由に着るものを選ぶのだと思った。

今一つ垢抜けない大学生時代を経て就職したのは三菱商事だった。もちろん、仕事は100%スーツだ。スーツ類は同期の友人が教えてくれたポール・スチュアートのみで既製品を買うことにした。店の範囲を拡げない方が選択が楽だからである。

スーツの色柄はほぼ紺の無地一色、ワイシャツを白に決め、ネクタイだけを選ぶ仕事着が20年以上続いた。ネクタイだけポール・スチュアート以外のものも選んだ。ブランドはエルメスが好きだった。40歳代半ばから評論家の仕事でテレビ出演の機会なども増えて、個性的な服を着る選択肢もあったのだが、このポリシーが楽で、その後も続いた。

こうしているうちに、自分で服を選ぶ能力がどんどん萎縮していった。この点については、少々後悔があるのだが、「楽」が勝った。

普段着については、主に気楽に着られることを意識した、まとまりのないジャケットなどのあれこれがクローゼットに溜まっていた。

さて、癌である。手術から戻ってみると、流石に体重が数キロ減っていた。食道癌の手術は食道と胃部の上5分の1くらいを切除して、残った胃を元の食道の位置につなぐ形で行われるので、必然的に食が細くなる。やがて新しい消化器に慣れるとまあまあ食べられるようになるらしいが、1、2年は掛かりそうだ。一方、この時点では、仕事にはフルに復帰するつもりでいる。

問題は、自分が痩せることによってオーバーサイズになった夏冬それぞれ数着あるスーツ群をどうするかだった。結論は、「夏冬一着ずつ残して、残りは全部捨てる」だった。一着ずつ残すところが減点の80点くらいの答えだったと思うが、概ね正解だった。この病気の場合、体重が簡単には戻らない。また、スーツは何よりもサイズがぴったり合っていることが重要だから、また同じようなものを着たいと思った場合には、新しいものを買うことが圧倒的に正しい。

もう一点、アドバイスをくれた妹によると、白髪頭になってそれなりに歳を取った自分には、紺のスーツも、スッキリと白いワイシャツも微妙に合わなくなっている。若くて元気な頃なら勢いがあって着られたコントラストの高い原色の服には着負けする。これからは、ピンクなり水色なりの中間色のシャツにグレーのジャケットでネクタイをしない爺さんになろうと決めた。

こうした方針に従うと、カジュアルウェアやコートなどでも不要なものが見えて来た。本当に似合う服という物は、驚くほど少ないもののようだ。削減はまだまだ不十分だったが、ざっと衣服の半分が減った。不安と言うよりは、ホッとしたことを覚えている。

ついでに、各種のデイパック、ビジネス鞄、その類似品などの鞄類も半分以上捨てた。人間は、どうしてこんなに多くのバッグを買う生き物なのだろうか。

悩ましい蔵書整理

評論家商売をしている者として、筆者の蔵書管理はやや特殊かも知れない。先ず、大きな方針として、筆者は自分の論考に当たって、先人の著作の引用や、データによるエビデンスに、「なるべく頼りたくない」。自分のアウトプットの価値は、自分の「考え」にあり、学者のような積み重ねによる証明にはないと考えている。

学者のような確実な積み重ねや、ジャーナリストのような一次情報へのアクセスがないことを以て、評論家を批判しようとする人が時々いるが、これはお門違いだ。それぞれ、別の職業である。学者や学問は大切だと思うし、尊敬する。ジャーナリストに対しても（本物に対しては）同様だ。知識の集積を利用させても貰う。しかし、評論家は学者のペースで考えてアウトプットしていたのでは、使い物にならない。

従って、筆者は、物としての本に対する拘りが相対的に希薄である。しかし、そうは言っても本は増えるし、本を買うことを躊躇《ちゅうちょ》すべきではないと考えている。本を読むことの最大のコストは何と言っても時間の機会費用であり、書籍本体の価格は大したものではない。

このような考えの下で、筆者は数年を掛けて蔵書のデジタル化、ＰＤＦ化を進めてきた。自分でスキャンした物もあるし、スキャン業者に発注した物もあって、たぶん4千冊近くの本がＰＤＦ化されている。必要があれば、ブックリーダーとしてｉＰａｄを使って読むことにしている。

さて、手術入院から帰って来た筆者は蔵書に対してどうしたか。

仕事には完全復帰するつもりでいる訳だが、自分に期待できる持ち時間が短くなったことは否めない。「半分の確率で2年以内に再発して、その場合には先が長くない」という与件を当てはめると、将来有効に使える時間の期待値は2、3年くらいだと見積もっておくことが正しいように思われた。

すると、リアルにそこにある本も、ＰＤＦ化された本も、読む時間はそれほどないことに気が付いた。リアル本のＰＤＦ化は一層スピードアップしたのだが、電子書籍で入手可能な本、今後どうしても必要になれば再入手が可能そうな本については、思い切って単純に捨てることを併用することにしたら、オフィスの本棚が大いに片付いた。蔵書としての見栄えは悪くなったのだが、他人に見せるためのものではないと割り切った。段ボールで数箱分の本を捨てた。

もう一つの問題は、長年持ち歩いてきて、過去の筆者の専門的なスキルを支えていた論文とそのコピーをどうするかだった。副業的にも、多くの価値を生んでくれた論文があったし、心の支えでもあった。これが、本棚に3段分くらいある。これらについては、一緒に仕事に活用してきたかつての同僚と相談して、どうしても必要と思われる物をスキャンして残し、思い切って捨てることにした。

捨てて後悔した本

これから利用する可能性があるのは、頭に残っている知識だけだ、と自然に割り切ることができたのは、癌によって「持ち時間」制限を意識したおかげだろう。2022年の年末にかけて、論文に懐かしく目を通しては、その大半を捨てる作業に取り組んだ。

蔵書、論文に関してこのように処理してみた感想は、「癌にならなくても、もっと早く、更に徹底的にこうすべきだった」ということに尽きる。価値があるのは頭の中に残った知識であり、再調達が可能だったり、電子書籍化されていたりする本については、現物を保有する必要はない。幸い、筆者は学者や書籍のコレクターではない。

ところで、4千冊のPDF化された蔵書だが、読み返す機会は驚くほど少ない。「読む時間」を考えると当然なのだが、本当に少ない。時々見返すことがあるのは特定の30から50冊くらいに過ぎない。本への拘りは、もっと捨てても構わないのだろうし、それが合理的だろう。

一方、惜しかったと思うのは、かつて自分が書き込みを入れながら読んだ基本書的なテキストなどだ。こうした本は、リアルな現物を残しておいた方がよかったと思う。「あのページの、あの辺りにあった言葉を知りたい」と思うことが時々あるし、本を開くと昔の思考が戻ってくることがある。

再発、意識する持ち時間

体力と時間と仕事

物に続いて、仕事の説明をしよう。

手術入院を終えて2022年の11月に退院して、オフィス近くに借りた1Kのマンションに生活拠点を移した。寝ている時に食事が逆流すると困るので、頭の位置を上げられるように電動ベッドを用意した外に特別なことはない。

食事は咀嚼《そしゃく》して飲み込みにくい固形物以外は食べられるのだが、1回の分量が1人前はとても食べられないし、むせてしばらく食べられなくなったりすることがあるので、基本は自炊だ。

特別に凝った物を作る訳ではないが、料理はできる。スキルには問題ない。しかし、パスタや蕎麦など乾麺から茹でる麺類なら一回30gから40gと食事の単位が小さい。一日5食くらいに分けて食べるといいと言われても、なかなか面倒だった。当面通院は一月に一度で、再発防止のための薬剤を点滴投与する。

この時点で、「持ち時間」と「仕事」についてどう考えたか。

先ず、持ち時間の判断の与件だ。(1)向こう2年で再発する確率は概ね50%、(2)再発したら余命はたぶん1年くらい、(3)再発しない場合5年くらい大丈夫で先も考える必要がある、というくらいに考えた。

全てが「仕事」とは限らないが、積極的に活動できる期間の期待値は、堅めに見積もるとして2年から、3年くらいだろう。その先がありそうなら、その時に考えたらいい。これが大まかな「持ち時間」の想定となった。

もう一つの考慮要素が、体力だ。今後回復が見込めるとはいえ、健康だった頃よりは体力が落ちている。

仕事は10年に一度リニューアルせよ

評論家仕事にとってもともと最も効率良く儲かるのはリアルの講演会だ。まあまあの仕事だと一回で30万円から50万円くらいになる訳だが、私の場合、証券会社、銀行、生命保険会社、あるいはこれらの会社から広告を欲しがるメディアなどの有力後援スポンサーに嫌われているので、いわゆる「マネタイズ」の段階で失敗している評論家だ。

そうは言っても、講演依頼は時々あって大事なのだが、あちらこちらに移動しながら講演仕事をこなすのは、体力的には厳しくなりそうだ。例えば、YouTubeは既に競争上レッドオーシャンだが動画で発信する仕事の手段はないか（この頃は、声は問題なく使えるとの前提で考えている）。あるいは、note（コンテンツ配信プラットフォーム）という新しい稼ぎ方があるようだが自分に向くか、AIと自分の運用知識のストックを使って何かできないか、などと狭い部屋で頻繁にキッチンに立ちながら考えた。

過去の経験上、働き方・稼ぎ方は、10年に一度程度リニューアルしないと古びて効率が落ちてくるということもあるので、今後の働き方を真剣に考え直さなければならない頃合いだとの感覚もあった。

加えて、過去10年くらいの生活を振り返って、趣味に使う時間が貧しくなっていることに対する反省があった。筆者の趣味は、将棋、囲碁（何れもアマ4段くらい）、競馬、スポーツ観戦はボクシング、などといったはっきり言ってオヤジ趣味であるが、何れにも殆ど時間を使えていなかった。これは、精神的に貧しいし、修正の必要がある。

実は将棋を指したいとはあまり思わず、妙に碁が打ちたかった。幸い、市ヶ谷の日本棋院は飯田橋から近い。ボクシングの試合も見たいのだが、こちらも聖地・後楽園ホールが徒歩圏内だ。年齢（執筆当時64歳）に伴う仕事のスピード調整もしたかったのだ。

実際には大きな変化を生み出した訳ではなく、主に連載の仕事をルーティンワーク的にこなす日常だったのだが、仕事について以下のように考えた。

先ず、先の体調が読めないことと、体力が低下していることから、講演・セミナー講師のような仕事は全て断ることにした。かつての基準で考えると、ずいぶん筋のいい（依頼者の意図が純粋な）、さらに条件もいい案件を多数断った。数百万円分の収入がへこむが、これは何れ埋め合わせる手段を考えるといい。

活動期間2年で何をすべきか

さて、取りあえず活動期間が2年あるとすると、先ず、自分の仕事のまとめと再構築が必要だ。

近年、初心者向けの資産運用入門的な本にアウトプットが偏り過ぎていた。自分が長年取り組んできた資産運用について、知識を体系化した本をシリーズで作りたい。楽天証券の『トウシル』だけで400本以上の過去原稿があるので、素材は十分過ぎるくらいあり、しかも、自分以外にこれを本にまとめる構成案を作ることはできそうにない。

今後も資産運用関連の情報提供で食っていくとすると、技術・知識のレベルを対外的にも分かるように積み上げる時間と努力の「投資」が必要だ。私は、書く仕事は苦痛ではないし、結果が後に残るので満足感がある。どうしても、どんな本を作るかを中心に自分の仕事を考える傾向がある。もちろん、資産運用入門的な本のオーダーは常時複数提案があるので、これも並行して書いていくつもりではある。

ついでに、ウィスキーの本はこれを書けるところまで達しなかったが、雑誌『優駿』に連載していた競馬のコラムは、これを使いつつ加筆するとそろそろ本にできそうだとも思った。趣味の本もアウトプットとして残せると満足だ。

一方、単行本はよほど当たるのでなければ、効率のいい稼ぎにはならない。何らかのサブスク的な収入源はないか、動画発信がビジネスになる仕組みを作れないか、AIを使った運用知識のビジネス化はできないか、などを考えた。

実際には、考えているだけで、大きな動き出しはなかった。せいぜい、noteを書き始めた程度だった。こちらは、ある程度コンテンツを溜めてからサブスクにするかどうかを考えるつもりだった。noteの担当者から比較的早くに有料化しないかとの誘いがあって、有り難いとは思ったのだが、有料化は何となく気が引けて今日に至っている。

そして、動くに至らなかった理由は、はっきりしている。2023年の3月末から4月初旬にかけて体調に変調を来して、残念ながら癌が再発したことが分かったからだ。

「進行が早いので、半年は保証できません」

平穏な日々が続いていた。息子が第一志望の大学に合格するなど、嬉しいイベントもあった。

しかし、2023年の3月の終わりから4月の初旬にかけて、いきなり声が出なくなった。

本書は医療情報の提供を目的としていないが、癌患者側の実感として、病状の進行は均質なスピードで進むのではなく、急にスピードアップすることがあるという認識が必要であるように思う。

2023年の5月初旬にかけて、みるみる体調が悪化して、体重と体力が落ちて、妹によると話の内容も時々覚束《おぼつか》ないような状態に陥った。彼女は、下手をするとこれから2、3カ月でお終いかも知れないと思ったらしいし、本人もそれは十分あり得ると思った。

複数の転移が、骨や胸膜、胸腔内にあって文句なしのステージⅣだ。PET-CTの画像を見ている主治医に尋ねた。「これから活動できるのは、せいぜい半年とか、1年とかでしょうか?」。

主治医は「いや。山崎さんの場合進行が早いので、半年は保証できません」とやや興奮気味に答えた。

「持ち時間」の前提が急速に縮んだ瞬間だった。筆者は、「2年以内に半分再発」のクジの外れの方を引いたらしい。

主治医の配下のチームの医師によると、主治医は具体的な数字についてはあまり口にしない人らしい。珍しいですね、と言われた。もっとも、大学病院はおそらく訴訟のリスクに対応してコンプライアンス的に敏感な組織なので、ドクターたちは「○カ月は大丈夫です」といった保証と受け取られかねないような発言をしないように意識しているようだ。

因みに、私の「○カ月は大丈夫ですか?」という質問は、ダメな投資家が「山崎さん、20年の長期投資なら絶対に損はしないですよね?」と同意を求めてくる質問と同じ構造になっている。保証なんてできるはずがない。リスクが消えないからこそ、リターンがあるのだ。

投資するかしないかは、自分で決めろ。少しは頭を使え。と私は思う訳だが、これと同質の質問を癌患者としての私は医師にしていることになる。ここは、少し馬鹿にして笑ってくれてもいい。

治療薬の組み合わせを変えてみることにしたが、奏効率のデータは「2割程度の人にはよく効くことがある」というくらいの印象で、大いに希望を持てるものではなかった。事実病状は進行した。

だが、一時的な体調の落ち込みからは、周囲のサポートや本人の気力と体力のおかげか、かなりの程度回復することができた。何が回復の原因だったのかは分からないが、ある程度持ち直した。2月の体力を100とすると、5月初旬には30くらいに落ち込み、その後夏に60くらいまで回復して、再悪化して11月には40くらいまで落ち込んだ、というイメージだろうか。

治療を中断した理由

4月に抗癌剤を投与する入院を行い、放射線を部分的に当てて、免疫を強化する系統の薬で治療する方針が決まった。しかし、体力が落ちていることもあってか今回の入院は生活のリズムが合わないことなどが辛く、目に見えて調子が悪くなったので、途中で退院させて貰うことにして中止した。

「この治療は中断して、直ちに退院したい」と言ったら、本当に即日退院の許可が出たことに驚いた。これは、むしろ患者の側に最終決定権と自己責任とがあることに気づかずにいたことに驚くのが正しいようなのだが、病院を逃げ出して、小さな部屋に戻った。

再発に至ったことに関して、それまでの治療方針や検査などの選択を検討し後悔するような気持ちは一切起きなかった。ここまでに至った諸々は、「サンクコスト」である。大事なのは、これから何をするかだけだ。原因は、「そういう癌だった」と整理しておくのがよかろう。天国の近藤誠氏も「そうだ」と言うにちがいない。

ともあれ、余命ベースで期待値を向こう半年くらいに設定する、精神的に少々ハードな作業が始まった。

声は前々から気にしていたポイントだが、転移でやられたのだから仕方がない。サンクコストである。その後、引っ込んだ声帯にコラーゲンの注射をして膨らませて、声帯に息が引っ掛かって声が出るようにするというなかなかハードな治療を行って、現在ある程度の声が出ているが、本格的に喋る仕事はできそうにないし、不安定で先が読めない。

その後、飯田橋のオフィスとワンルームを維持する積もりだったが、オフィスを維持する必要性が低下したことに加えて、仕事が減ることが分かったので、両方を撤去して、病院に近い場所に事務所兼住居のニュアンスでマンションを借りることにして8月に引っ越した。副社長と2人で長年続けてきた会社を閉鎖するのは寂しかったが、合理的な選択だと思った。

ガジェットを最低限に

さて、第1期の引っ越し（89ページ）でオフィスに集まった、パソコン、タブレットなどの各種ガジェットやカメラなどはどうなったか。

パソコン、タブレットの類はデータを責任を持って廃棄してくれる業者に依頼して不要なもの全てを捨てた。当時、漢字の『うんこドリル』などという本が流行《はや》っていたので、「小渕《おぶち》事務所の、優子ドリル」などというデータ消去の本を出すと面白いだろうなどと妙な考えが湧いたが、業者を信頼して任せることにした。

何れもまだまだ使えるものばかりだったので惜しかったが、捨ててみてホッとしたというのが正直な感想だ。

カメラやレンズの多くは他人に譲渡したが、RICOHのGRデジタルが2台、キヤノンのEOS 6Dとレンズが3本、それに学生時代に父親に買って貰ったライカと標準レンズが捨てきれずに残っている。

現在（2023年12月）、ゼロから道具を揃えるなら、iPhone 15 ProとMacBook Airの15インチのモデルだけで仕事をするのが必要十分でスマートだと思っている。iPadは余計かも知れないが、主にブックリーダーとしてM2チップが入った11インチのProが1枚ある。写真は、長らく趣味だったが、体力の落ちた今撮り歩く元気はないし、iPhone 15 Pro 以上の画質のものを必要とするとは思えない。また、15インチのMacBook Airは信じられないほどバッテリーが保つし、作業スペースで13インチとの差が見た目以上に大きい。これらで全てを賄うのがスマートだ。

ただし、仕事の道具なので、iPhoneもMac Book Airも調子が悪い時に直ちに使えるバックアップが必要だ。iPhoneは12 miniが1台あり、MacBookは初期のM1チップが入ったMacBook Airが通常はデスクトップ機として、アップルのスタジオディスプレイという27インチディスプレイにつながれて現在机上にある。

処理に出して廃棄した何れの道具も、買う時にはそれなりの用途を見つけて買ったはずなのだが、後で気づいてみるに、買った時の刺激が嬉しくて買ったのだと思わざるを得ない。

一気に物が整理ができて、肩の荷が下りたように気分が楽になったのが、情けないが正直な感想である。

残された時間でやりたい三つのこと

5月、最悪の体調で後ろ向きの意識になりがちな中で、三つのやりたいことが頭に浮かんだ。

一つは、息子に語りかける想定で、他の子供たちや読者に語りかける、稼ぎ方とお金の扱い方の本はメッセージとして一冊作りたい（『経済評論家の父から息子への手紙――お金と人生と幸せについて』Gakken、2024年2月刊行）。

もう一つは、これまで拙著の中で一番よく売れて、著述商売にあってはいくらか世界を変えてくれた『難しいことはわかりませんが、お金の増やし方を教えてください！』（大橋弘祐氏との共著、文響社）の改訂版を出したい（2023年12月刊行）。旧版の読者にも楽しんで貰える大幅な改定で、まずまず満足の出来映えである。

三つ目に、コロナの前から会っていない母親に数年ぶりに会って、一言挨拶を述べたい。母親は、札幌の高齢者施設にいて彼女自身の体調も優れないのだが、どうやらこちらの方が早そうだ。産み育ててくれたことへの礼の一つくらいは言うべきだろう。

これらを実現して、まだ余力がありそうなら、その時に次を考えよう。ボトムで考えられるのは、ここまでだった。本当にやりたいことが、ここまでクリアに見えてくるものなのか。

先日母親に会ったことで、三つの願いは実現の目処《めど》が立った。ゲームで言うと「一画面クリア」という感じだろうか。今再び悪化しているが、幸い体調がしばらく持ち直したのだ。

もう一点、明らかに割りの悪そうな仕事なのだが、『まんがで読破『資本論』』（Gakken、2023年9月刊行）の解説を引き受けた。30ページを超える長文の解説になった。近年、斎藤幸平《さいとうこうへい》氏や、白井聡《しらいさとし》氏など、資本論を好意的に読む人たちの本が売れていて、資本主義論が盛んだ。因みに、筆者は白井聡氏のファンだ。彼の書くものは本当に面白い。

ただ、各種の資本主義論を見て、幾つかの誤りが見えて来たし、資本主義の仕組みが今までとちがった形で分かって来た実感があった。時間の制約が生じて、仕事の選択に対して、「面白い」という価値観が相対的に大きく浮上した。

仕事があるから元気が出る

ここであらためて驚くのは、この間も、連載の原稿を一本も落とさずに書き続けていることだ。

『ダイヤモンド・オンライン』、『東洋経済オンライン』、『夕刊フジ』、『優駿』、それに楽天証券の『トウシル』というラインナップで、体力的には一本一本の執筆が少しずつ大変になってきているのだが、「締め切り」というものには人を動かす偉大な力がある。これこそが、人類最大の発明だと思うが、アインシュタインに訊《き》いてみたい。

また、人とのつながりを持った発信の機会があって、良くも悪くも自分が評価されることが、自分にとって日頃意識している以上に大事なことなのだろう。

仕事を減らしてばかりでは、元気が出ない。その後、11月から『週刊現代』でテーマ自由のエッセイを連載する仕事を増やすことにした。筆者が癌の深刻な病状にあることは了解済みでのオファーがあったので、ありがたく受けることにした。編集者は「書けるところまで、書いて下さい」と言う。

生きていると、時々いいことがある。

癌患者には親切にしないで

飲酒で得たものと失ったもの

自分の財産の一つだと思っているが、私には「山崎となら飲みに行ってもいい」、「山崎の話が聞きたい」と思ってくれる人との人間関係が多い。癌にならなければ、毎週、2、3人の違う人を呼び続けて、30人から50人くらい付き合ってくれる人物がいると思う。

私が面白くて、話す価値のある人間だからか？　そのような自信は全くない。事実とも異なるだろう。

最大の理由は、これまでに楽しく飲んできたお酒のおかげだ。だから、飲み方に少々気をつけた方がいいのだとは思うが、お酒を飲むなとは、身内にも他人にも、一言も言うつもりはない。

ところで常識的な推測として、筆者の食道癌には、お酒だけが原因でないとしても、過去の飲酒は関係していただろう。２０２２年の8月24日に「食道癌です。禁酒して下さい」との宣告を主治医から受けて以来、全く飲酒していない。

それまでに、「過去10年間で、全く飲酒していない日は3日あるかないかだ」と言えるくらいお酒を飲んでいた。近年では、新型コロナのワクチン接種1回目の当日に全く飲まなかった日があったことを想い出す程度だ。

お酒は、それ自体が楽しみだったし、過去に人間関係を拡大する上で大いに役立ったし、趣味的な満足もあった。また、広義のコンサルティングや営業的な活動にあって、飲酒や食事を十分に付き合えることはビジネス上有力な武器だ。

因みに、飲食の付き合いの効果は過小評価しない方がいい。一緒に飲めない、食べられない人物は、ビジネスなどの相手から見て「つまらない人」であり（たぶん恋愛の相手としても同様だろう）、これを十分にカバーするためには相当に高度な話術や練り込まれた人格が必要だ。相手が飲んだり食べたりする時間だけ付き合ってお金を払えばいいというものではない。

美味しい食べ物の味が分かって一緒に食べられる人、お酒の味が分かって一緒に飲める人の価値は他の条件を一定とすると「分からない人」よりも有意に大きいのが現実だ。拙文を読んで禁酒しようとする読者がいたら、「よくよく考えてからにして下さい」と申し上げる。

しかし他方で、筆者にとって、お酒は、それなりに多大な支出につながっていたし、仕事の時間や体力を奪っていたことのコストも計算すると小さくないはずだった。

通算の損得はとても計算しきれるものではないが、近年の「飲酒関連評価損益」はマイナスに傾いていたように思う。お金も時間も使い過ぎていた。

「実はどうでもいいこと」を一つ見つける

医師の指示による強制終了がきっかけだが、禁酒はそれなりに苦しいものだと思っていたのに、それが殆ど苦しくなかったのは自分でも少々意外だった。

禁断症状的なものは全くなく、宣告を受けた翌日から飲酒を止めた。筆者にとって飲酒は、精神的には強い習慣になっていたが、肉体的な依存性はなかったということだろうか。今もスッキリ理解できているわけではないのだが、飲酒を止めることは案外簡単にできた。

周囲でお酒を飲む人を見て、「楽しいのだろうなあ」とか「あの酒はこんな香りと味がするはずだ」とかは思うが、どうしても自分も飲みたいというような生理的な欲求は湧かない。

禁酒によって生じた精神的な「穴」は、珈琲と各種のお茶を、趣味的な要素も含めて熱心に飲むことで一部を埋めている。

一方、幸い医師に禁止されなかったので飲むことができたのだが、珈琲を我慢することはかなり辛いと感じた。実はお酒よりも強い習慣性があったのだろう。珈琲は趣味性の強い嗜好《しこう》品なので、人によって好みがある。病院の入り口には、世間的には有名な珈琲チェーン店があるのだが、その珈琲はとても飲みたい気がしない。

入院中は、妻にしばしば珈琲を差し入れて貰った。当時、新型コロナの感染症の問題があって、家族も含めて外部者は一切病室に入ることができず、荷物の手渡しだけが可能だった。

ある日、妻が珈琲を持ってきてくれたところ、入院フロアの事務職さんが「たぶん、娘さんが珈琲を持ってきました」と間違えて報告してくれた。このことの効果は絶大で、間違いが時に人を幸せにする場合があることを知った。差し入れの珈琲の頻度と品質が上がることで、筆者もその恩恵を受けた。

退院すると、いつでも好きな時に、自分の好きなように珈琲を淹《い》れることができるのは大変幸せである。

何でも「お金だけ」で考えるのは良くない習慣だが、ヘアスタイル、ファッション、飲酒、趣味、人付き合い、など様々なものを、潜在的なコストも含めて「お金でも」考えてみると、生活習慣を見直すきっかけになる。

「実はどうでもいいこと」を一つ見つけるだけで、生活を大きく改善できる場合がある。

因みに、筆者は、お酒を止めたことで、大学生の子供1人分の仕送りくらいの費用が浮いたと計算している。子供が大学に行っている間は禁酒すると決めるのが、中間目標としてちょうどいいかも知れない。

自分が会いたい人にだけ会う

さて、テーマの人間関係である。癌の再発により「持ち時間」と「体力」の制約が現実のものとなり、さらに「持ち時間」が不連続に縮んだ時に、人間関係はどうあるべきなのか。誰に対して時間を使うべきなのか。

結論から言うと、自分から頼んで時間を貰い、意見なり情報なりが欲しいと思う相手を、自分が選んで時間を使う、ということに集約される。それ以外にない。

そうでない相手に時間を使うのは、癌でない平時であっても、本来は時間の無駄だと考えるべきなのだ。

ただし、仮に直接会うとして、こちら側は癌患者なので、オフィスなり自宅なりにきて貰うようなわがままが通った場合でも、自分自身が相手にとって興味深い意見や情報を提供する用意があることが、本来必要な礼儀だろう。もちろん、用件は事前に相手に伝えるべきだし、できる範囲でもてなす用意が必要だし、何よりも相手の時間を無駄にしない気遣いが大切だ。

困る相手のカテゴリーその1は、こちらにやってきて対面の時間を取って、自分の話を聞いて欲しがる人物だ。こちらが欲しい情報や意見でない話に、時間とエネルギーを取られることになる。実は世の中にこの種の行動様式を持つ人物は少なくない。例えば、「情報交換会」、「○人の会」などと名目を作っては、時間を取るのだが、結局自分の話したいことを話しにくるだけだ。

押しかけてまで来ないけれども、似たような困った相手に、こちら側からの返信が大変なメールを気楽に送ってくるような人物もいる。自分の話題が、相手にとってどのような価値があるのかが見えていない。

困る相手のカテゴリーその2は、「詳しい話は会ってからしましょう」という態度の人物だ。カテゴリーその1に属する人物・話なのかを事前に判断させてくれない。本人としては直接話す方が気楽で、効率がいいのだろう。しかし、相手にとっての効率が良くないことが全く見えていない。

はっきり言って、勿体《もったい》ぶり過ぎだし、相手に迷惑だ。元証券マン、不動産営業マン、加えてマスコミの人間に案外多くいて、既に現代に適応できていないのだが、自分の都合で勝手に電話して、好きなことを喋《しゃべ》るコミュニケーションが習慣になってしまった人たちだ。かつて、電話で話すことが華やかなコミュニケーションであり、活発な仕事ぶりを意味する時代に人生の旬があった人たちである。容易に想像頂けるかと思うが、仕事柄筆者の知り合いには少なくない。

こうした人とのコミュニケーションも、時間と体力に余裕があれば受け入れる余地があるし、そうした縁から生まれるアイデアや仕事がない訳ではないのだが、効率が悪いことは否めない。そして、我々は、この種の非効率を新型コロナの流行によって普及したオンラインのコミュニケーションの世界のおかげで、強く意識するようになったのだろう。コロナには、時代の進行を何年も加速させる効果があった。

困る相手のカテゴリーその3は、「お時間を下さい」と直接のコミュニケーションを求めてくる相手だ。直接会って話をすることが礼儀正しいのだという間違った教育を上司から受けた営業マンなどにありがちな行動だし、本当に、時間を潰すことだけが目的だったりする場合もある。癌でない平時でも、全力で避けるべき相手だ。

昔話をしたがる人には会わない

ところで、私には性格上大きな弱点がある。懐《なつ》いてくる相手を無下に振り切れないのだ。幼少の頃、11歳まで一人っ子で、友達が帰るのが寂しかった感覚に未だに支配されているのかも知れない。

病状が深刻になる再発前のことだが、全く知らない若者が連絡を取ってきて、相次いで2人事務所に押しかけてきた。下働きでも何でもするので、一定期間事務所で使って欲しいという、弟子入りが願いだった。共に爽やかな青年が、カートを引いて事務所に現れた。1人は無給でもいいと言うし、1人は最低賃金でいいと言った。条件まで考えて来たのか。しかし、弟子を取る気はないし、2人とも、私の弟子が務まりそうな資質の若者たちではなかった。「ごめん。弟子は取らないことにしている」。

長いこと生きていると、時々面白いことがある。あれは何だったのだろうか。こちらは、多く食べられないし、お酒も飲めないのだが、近所の美味い和食屋に案内して、大いにご馳走して帰って貰った。このような次第なので、人間関係の最適化が、ここで言うほどスッキリとできている訳ではない。

しかし、特に「持ち時間」が縮むと、必要な人間関係とそうではない人間関係が、驚くほどクリアに見えてくるのは本当だ。

さて、では私はどのような人に会いたいのか。「サンクコストに拘るな、機会費用を見落とすな」を長年意思決定の習慣としている私としては、昔話をしたがる人物には現在全く会いたいという気が起きない。

現在を理解したり、時間が短いとはいえこれから何かをしたりする参考になるアイデアを持った人物に会いたい。この点には、私の偏向があるかも知れない。古い友人などには冷たい奴だと思われているかも知れない。

ところで、このように時間が貴重になってくると、オンラインでのミーティングが大変効率的であることが分かって来た。一日に1時間くらい誰かとZoomで話したいという気分もある。

しかし、なかなか上手い声掛けのアレンジができていない。都合のいい時間に、気楽に話しに付き合ってくれる相手にどう声掛けしたらいいのだろうか。これが、目下の悩みである。いい方法はないものだろうか？

癌患者にとって一番ありがたい人

癌患者の人間関係について最後に補足しておきたい。第1章でも書いたように、癌になると周りに急に親切な人が増える。家族や親戚が癌になった経験があって癌に詳しいから、何か言わないと我慢できない人も出てくる。一日に30種類の食べ物を食べると癌が自然に消えるとか、温熱療法は気持ちがいいからおすすめだとか、何らかのサプリが癌に効くとか、そういう連絡が多くなる。

仮に、ある治療法を勧められたとしても、それが有効かどうかを判断するには少なくとも時間のコストがかかるし、判断した後も精神的な負荷がかかる。しかし、アドバイスする側や見舞いに来る側は、そういう負担になかなか気づくことはできない。

癌患者には、親切にしないで下さい――これは半ば本音である。

一番ありがたく思えるのは、「聞きたいことがあったら、何でも聞いてね」、「こういうことは知っているけど、あんまりいろいろ言うと、情報過多になるね」とか、「暇つぶしの相手はいつでもするので、気が向いたら呼んで」といったことを言って、放っておいてくれる人である。

［第４章］

山崎式・終活のセオリー6箇条

最晩年の住まいと介護を考える

人生の手仕舞いは難しい

人は老いるし、必ず死ぬ。残念だけれども仕方がない。そして、人生の手仕舞いは、なかなか難しい。

その理由が、たぶん二つある。一つには自分で自分の人生の手仕舞いを意識することが愉快ではないから、手仕舞いを考えたくないからだ。もう一つには、いよいよ手仕舞いの時期が近づいた時には本人の判断力が必要十分ではない場合があるからだ。

後者の場合に後で第三者が振り返ってみると、「相当に、損だった！」というケースが少なくない。こうしたケースは、できれば避けたいものだ。

いわゆる「老後」をどう生きて、どう始末を付けるのがいいかは難しい問題だが、現時点（2017年）での筆者の考えと（執筆時59歳だ）、筆者の家でのやり方とを、一つのサンプルとしてご説明してみたい。

以下の「やり方」は、「これが正しい。こうするべきだ」と主張するものではない。読者への参考として提示してみようとするものだ。

端的に言って、筆者自身も、これからの自分自身の「老後」をどのように迎えたらいいのかについて、自信のある結論を持っている訳ではない。以下に述べる諸々は、多くは筆者の家の実例だが、読者に対しては、「こうしたらいいのではないか」という一つの仮説に過ぎない。

老後に関しては、「住居・生活」、「介護」、「お墓・葬式」、「相続」といった問題があるが、筆者の現時点での考え方と、山崎家で実際に行っているあれこれを率直にご紹介する。

要点をまとめると、①なるべく長く働く、②住居は縮小し、モノを減らしてシンプルに暮らす、③便利な場所に暮らす、④介護が必要になったら、施設へ、⑤相続は、本人のアタマがしっかりしているうちに、明確に決める、⑥お墓・お寺と縁を切って、弔いはシンプルに、の六つだ。以下、一つずつ見ていこう。

生活はシンプルに

先ず、「老後」に辿《たど》り着く前の方針として、「①なるべく長く働く」のが、筆者の好みでもあるし（その方が楽しいから）、同時に、経済的な必要性でもある。

いわゆる「人生100年時代」の少し手前の95歳くらいまでを「老後」として経済的な計算をしてみると、65歳で引退するのでは、将来を賄うのに必要な蓄えを持つための現役時代の必要貯蓄率がサラリーマンの場合で手取り所得の2割前後必要になる（現役時代の「必要貯蓄率」については、拙著『人生にお金はいくら必要か』（岩城みずほ氏との共著、東洋経済新報社）をご参照下さい）。

「手取り所得の2割」は、不可能ではないが、強い意志力が必要な貯蓄水準だ。もちろん個人差があるし、働くペースを体力に応じて調節することになるが、75歳くらいまでは、元気で働く力がある人が多い。

北海道で小さな会社を経営していた筆者の父は大凡そのくらいまで働いたし、筆者も「75歳」くらいを目処として考えている。多くの場合、会社が働く場を用意してくれるのは65歳くらいまでなので、かなり早い時期から、自分で将来の準備をしておく必要がある

（だいたい45歳くらいから考え始めるべきだろう）。

さて、老後の生活で重要なポイントは住居だが、「②住居は縮小し、モノを減らしてシンプルに暮らす」のが基本的な方針だ。子育てに適した家は、子育てが終わると広過ぎる。また、家が広いとモノが多くなるので、生活上の負担が大きい。適切なサイズの家に住み替えて、同時に、生活に必要なモノに所有物を絞り込むことを意識したい。

加えて、「③便利な場所に暮らす」ことを意識したい。交通の不便な場所に暮らすと、出かけるのも、他人を招くのも億劫《おっくう》になる。人との関わりが減るのは、つまらないし、人間が衰えやすくなるように思う。

また、高齢になるとできれば自動車の運転を卒業する方が安心だが、不便な場所に住んでいると、これが難しい。例えば首都圏に住んでいる場合なら、駅から近い場所のマンションに住んで、自動車を持たず、必要があればタクシーを使う生活の方が、郊外に住んで自動車を持つ生活よりもローコストで且つ便利な場合が多いだろう。

長らく札幌に住んでいた筆者の両親は、子育ての時期に、2DK、3LDK、4LDK、一軒家2軒（一度別の家に引っ越している）、……といかにも高度成長期風の住み替えを経験したが、子育てが終わると、一軒家を売って、札幌市内のマンションを買って、これを「終《つい》の棲家《すみか》」にしようとした。

ところがこのマンションは、最寄りの駅から歩いて20分以上あり、両親それぞれが自動車を手放せなかったし、自動車なしで外出することが億劫になりかけた。

そこで、このマンションを売って、札幌市内の中心部に近い地下鉄駅に徒歩2分くらいの賃貸マンションに住み替えた。札幌市の中心部にも出やすいし、高齢になると縁が生じやすい病院にも近くて、生活が便利になった。

なお、その後、賃貸マンションに住んでいた筆者の両親は、母の叔母からマンションを譲り受けて、そこをリフォームして住むようになった。

親や親戚から家を譲り受けるケースは全国的に増えるはずであり、人口が減少しているのだから、家は余る。不動産を慌てて買う必要はない場合が多いだろうし、家を選ぶ場合は、「便利な場所」であることが、特に高齢期では重要だと思う。

介護は施設で行う

筆者の母は、かつて筆者と妹に「私が衰えたら、あなたたちに時期と場所の判断を任せるから、適当な介護施設に入れて欲しい」と言っていた。彼女の夫（筆者の父）は、89歳で他界したが、最後の2年弱を家から遠くない介護施設に入って過ごした。

「④介護が必要になったら、施設へ」というのが、山崎家の基本方針だ。加えて「親の最晩年にあっては、親について子供が適切だと思う処置を決めて、親はそれに従う」というのが筆者の家のルールだ。意思決定に当たっては、子供自身の活動の自由と都合を優先するのがいいとされている。

子供が親を、いつ介護施設に入れるかどうか、どこの介護施設に入れるかどうかを決定する。そして、その介護施設の費用は親が持っている資産で賄うのが基本だ。

自宅介護をしないのか。してもいいけれども、それは基本ではない。

理由が二つある。一つ目は、親はできるだけ子供の活動の制約になりたくないということだ。もう一つの理由は、プロによる介護の方が作業の効率がいいことだ。介護は重労働だし、施設の方が「規模の利益」が働く。

入浴の世話一つを取っても、自宅で素人が手を掛けるよりも、施設でプロが世話をする方が効率的であることは明らかだ。特に、介護の世話をする家族がまだ働いている場合、介護に手を取られると、存分に働けない。

もちろん、家族が自宅で一緒に過ごすことの精神的な満足感は、介護する側・される側の双方にあるので、自宅介護を一概に否定するつもりはないのだが、自宅介護に伴う「機会費用」は、社会全体としても小さくないはずだ。施設の近くに家族が住み、頻繁に施設を訪れるようなスタイルが合理的な場合が多いのではないだろうか。

父は、80代半ばまで、時に公的なサポートを利用しつつ母と2人で暮らしたが、最晩年の2年間ほどは札幌市内の介護施設で暮らした。母は、父が亡くなるまでほぼ毎日父の施設を訪ねた。現在（2017年）、母はかつて父がいた施設にいる。施設は札幌市内にあり、子供は2人とも東京にいるのだが、彼女の娘（私の妹）が頻繁に母と連絡を取ってくれていた。

筆者も、最晩年にあって配偶者や子供の行動の制約要因にはなりたくないと思っている。いつ、どの施設に入ったらいいかについては、子供の将来の判断に任せようと思っている。

お金を守る超合理的相続対策

相続は早めに決める

相続は、「争族」という言葉があるくらいで、なかなか厄介な問題だ。

山崎家の場合、筆者の親も、筆者自身も、相続税対策を本格的に考えなければならないような財産があるわけではないのだが、ルールとしては「⑤相続は、本人のアタマがしっかりしているうちに、明確に決める」ことをルールとしている。

財産の所在（金融機関と口座の在処）、その時点の大まかな額、老後の支出の大まかな予定、そして、残った財産の分け方のルールを、財産を残す人の意識と意思がしっかりしているうちに、決めておくことが大事だ。必要に応じて記録に残しておくといいし、もちろん、正式な遺言とする手続きを踏んでもいい（「争族」の可能性が少しでもあれば、正式な遺言をお勧めする)。

冒頭にも述べたように、自分が呆《ぼ》けたり、死んだりした後のことを考えるのは愉快ではないし、自分の意思がはっきりしているうちは、財産を自分で扱いたいと思うのが人情だ。

親のお金を守れ!

筆者の父は札幌で観光土産品の卸売り・小売りの商売をしていた。しかし、北海道のその種のビジネスの利益が乏しくなったことから、店舗をコンビニエンスストアに変えるなどの手を打って、70代後半に引退した。経済的には特別豊かではないが、まあまあ成功した部類だろう。80代に入ってからは母と札幌市内の地下鉄の駅に近いマンションで暮らしていた。

父の趣味は囲碁と俳句と油絵だったが、お金は自分の会社で取引のあった地元の地方銀行と、某大手証券会社の口座に大まかに言うと半々くらいに置いていた。金額的には、自分自身の最晩年にかかる費用と、自分の妻が将来使うであろう費用に対して「まずまず余裕があるだろう」というくらいのものだった。

当時、息子である筆者は、証券会社の口座では、個別株を数銘柄から十数銘柄くらいを売買していることを知っていたが、「余裕のある金額の中で本人が気に入った銘柄に投資しているのだろう」と思っていたので、何も言わなかった。

父が亡くなったのは89歳の時だった。証券口座には、あまり儲かっているとは言えない個別株投資の何銘柄かの他に、結構な金額の毎月分配型の投資信託があった。それを見た時、「もっと早くに父の口座をチェックしておけばよかった」と後悔した。

たぶん、父を担当していた証券会社の人に頼まれて「付き合って買った」のだろうが、息子である筆者が書籍や原稿で「絶対にダメなので買うな」と言っていた種類の商品だった。

ついでに言うと、個別株投資についてもコミュニケーションを取っていたら、父は株式投資をもっと楽しいものだと思っていただろう。そして、証券口座の金額は大いに違ったものになっていたはずだと思う。

筆者は勤務先が証券会社であるし、投資について情報を発信する仕事をしていたので、父に、「この株を買え、あれは売れ」といったアドバイスをしにくかった。ただ、株式投資をもう少し楽しむことができる方法を教えられたのではないかと思うと後悔を覚える。

本書を読んでくれている子供世代の方に強く言いたい。親の金融資産の状況をぜひとも把握しておくべきだ。親の方が子供よりも大きなお金を持っている場合が少なくないし、何よりも金融機関任せで「ひどいこと」になっている場合が実に多いのだ。「先ず、親のお金を守れ！」。

山崎家が相続の時に行った「三つの対策」

さて、父が亡くなった時、母は81歳になっていた。当時は、100を切るスコアでゴルフコースを回るくらい元気だった。

父が遺した金融資産は、長男（筆者）と長女（筆者の妹）が相続を放棄して全て母親が相続した。証券口座の資産は全て現金化して、銀行にあった預金と合わせて相続した。さて、これをどうするか。

ここで筆者と母および筆者の妹が行った対策は、読者の参考になると思う。（1）金融機関との取引の整理、（2）「2世代」を考えた運用、（3）母の認知症の可能性に備えた対策、の3点が骨子だ。

先ず筆者は、母と一緒に父が取引していた証券会社の支店を訪ねた。父の資産を現金化して母に相続して、同じ証券会社で運用することにしたのだ。

筆者は、できれば母にインターネット証券で口座を持たせて、そちらに資産を移管したかったのだが、高齢な母が新規に証券口座を開設する手続きがそれなりに面倒だった。また、できれば父と取引があった証券会社で資産を運用したいと母が考えたことから、同じ証券会社の口座で父が遺した資産の運用を行うことにしたのだった。

しかし、証券会社の営業担当者が母に電話を一本掛けて、その勧めに乗って資産が運用されるのでは極めてまずい。

筆者は、支店の営業担当者（女性）に、彼女の上司にも同席してもらった上で、「母はもう80代なので、運用商品の勧誘は一切しないで下さい」と伝えることにした。先方は、快く同意してくれた。

「ここまでやるか？」と思う読者もおられようが、筆者の経験と見聞から判断するに「ぜひやるべきだ！」と思う。

親の最晩年の資産運用は「2世代運用」で

母はそもそもリスクを取った運用が好きではない。しかし、彼女の最晩年の時期にあっても、取っていいリスクを取らずに資産を運用することは、一つには本人にとって「無駄」だし、彼女の資産を相続する子供たちにとっても無駄が大きい。

資産の運用は、もちろん資産の持ち主本人のライフプランを踏まえて行う必要があるのだが、加えて、資産の相続人の利益やリスク負担能力を考えないのだとすると非合理的だ。「高齢になったら、債券や預金の比率を増やす」という、よくあるファイナンシャル・プランニングは、運用を「2世代」で考えると合理的ではないことが多い。

筆者の母の資産は、内外の株式のインデックスファンドと、リスクを取りたくない金額については「個人向け国債変動金利型10年満期」で運用しようと考えた。

ところが、母が口座を持っていた対面営業の窓口では十分運用管理費用が安い（年率でどんなに高くても0・3％未満）インデックスファンドの取り扱いがなかった。

こうした場合、上場型投資信託（ETF）は証券会社なら取引が可能なはずなので、適当なものを使うといい。例えば、「MAXIS全世界株式（オール・カントリー）上場投信」（コード番号2559）なら、上記の条件を十分満たす。もちろん、いったん買ったらお金が必要になるまでじっと持つ長期投資が基本だ。

実際に筆者と母と妹が選んだのはこのファンドではないが、ETFを複数選んだ。リスクを取りたくない金額については個人向け国債（変動10）を選んで、運用内容を決めた。

なお、母と私の妹は、母の金融資産の取引に関するあれこれを妹が代理で行う「財産管理等委任契約」と、将来母が認知症になるなどで後見が必要になった場合に妹を後見人に指名する「任意後見契約」を合体した契約書を公証人役場で交わした（手数料は数万円。将来、法定後見人を付けられるリスクを回避するための措置だ）。

意思が表明できなくなったり、いきなり亡くなったりする可能性は、高齢者の誰にでもある。後に揉め事を起こさないように、そして、財産の行方が分からなくなることがないように、しっかりけじめを付けておくことが大事だ。

もちろん、これは、筆者自身も心掛けておかねばならない問題でもある。

「墓なし・坊主なし」のわが家の弔いルール

宗教なしの弔いは十分可能

お葬式については「⑥お墓・お寺と縁を切って、弔いはシンプルに」が、山崎家の方針だ。近年、お墓やお葬式の方法、さらにはお寺との付き合いなどに悩む人が多く、相談を受けることもあるので、読者の参考になればと思い、以下、札幌のわが家の弔いの様子を書く。

あらかじめ申し上げておくが、筆者の意図は、読者に無宗教を積極的に勧めようとするものではない。信仰が人生の助けになる人もいるし、宗教は文化や芸術にも多大な貢献をして来た。また、先祖のお墓に手を合わせることが、心に良い影響をもたらすという意見もあり、これも否定しない。

ただ、何れの宗教にも入信しない場合や、何らかの宗教への信仰心はあるものの、現実の宗教ビジネスがあまりに商業的であって、端的に言ってお金が掛かり過ぎることに納得できない場合に、筆者の家族のようなやり方があることをお伝えしておきたいだけだ。世間には、積極的な宗教心からではなく、惰性で、あるいは手続きのためだけに、お寺や墓地に拘束されて、面倒な思いと、少なからぬ支出に悩んでいる方が少なくないようにお見受けする。

死は突然やって来る

２０１６年、札幌にいた筆者の父が90歳の誕生日を目前に亡くなった。

大正15年生まれの父は、亡くなる2年前に転倒して頭部を強打し、生死をさまよう大怪我をしたが、リハビリテーションが上手くいき、札幌市内の介護付き施設に入所していた。老人特有の物忘れや動作の遅さなどがあったが、認識は十分保たれていて、電話で話もできたし、碁を打ったり、俳句を作ったりもできた。当時81歳だった私の母がほぼ毎日施設を訪ねて、また施設での人間関係にも恵まれて、順調に暮らしていた。

亡くなる数日前から背中の痛みを訴えて病院に行くなど、やや不調であったが、当日は訪ねてきた母とリンゴを食べ「美味しい、美味しい」と言って食欲もあり、施設の玄関まで見送りに出るなど前日よりも元気だった。母は「これから調子が上向くのだろう」と思って、午後遅くに札幌市内に所用で出かけたという。

ところが、その日の夕刻、施設の担当者が夕食を知らせに来てみると、ベッドに座っている父の様子がおかしい。直ちに医者を呼んだが、18時14分付けで死亡が確認された。苦しんだ様子もなく、血を吐くなどの跡も一切なく、静かに事切れていたのだという。急変の知らせを受けた母は施設に駆けつけたが、最期には間に合わなかったし、息子（筆者）、娘（筆者の妹）も東京で働いており、同様だった。

しかし、世間では理想の死に方と言う向きもある、いわゆる「ピンピン・コロリ」の死に方の場合、こうなるのは仕方がない。本人・家族ともに最後の別れを言うことができないが、家族の時間を余計に使うこともなく、心配を掛ける時間もないし、終末の医療費も掛からないのは大変いい。

なお、本人は施設に対し、一時的な延命措置を望まないことについて、意思確認の書類を提出していた。意識がないのに、各種の管がつながって生きているような状態を、本人も家族も嫌ったのだ。

家族だけでゆっくり別れる

知らせを受けて、筆者と妹は取り急ぎ羽田空港に向かい、最終便で札幌の実家に着いた。到着は零時を過ぎていたが、母が葬儀社に連絡を取り、父の遺体を直ぐに自宅に戻しており、父は和室の一室に仰向けに寝ていた。顔に布は掛けられておらず、声を掛けると目を覚ましそうな様子だ。

遺体はドライアイスによって冷却されており、葬儀社によると丸2日間、自宅に置くことができる。「その間、ゆっくりお別れして下さい」と言う。ドライアイスは半日単位で葬儀社によって取り替えられた。

遺体の様子はまるで普通で、恐ろしさや、おどろおどろしさは一切なかった。線香の臭いなどがないのが良いのだろう。筆者は、二晩、遺体の近くに寝ていて、思い出したことなどを語りかけた。生前の父との違いは、いびきも返事もないことくらいだ。

今回のやり方だと、家族は故人との別れをゆっくり惜しむことができる。葬儀社が手際よく用意した枕元の小机に花を飾り、故人が好きだった珈琲や紅茶などを淹れる度に声を掛ける。2日目の夜は、「そういえば、彼は、家族とすき焼きをするのが好きだった」と思い出したので、残った家族3人ですき焼きをしながら、故人の思い出話をした。
家族だけで別れを惜しむのがいい、という母の意向で、父の死亡は、父の弟夫妻と札幌在住の甥《おい》、及び父が作った会社の社長にしか知らせなかったので、彼ら以外の弔問客もない。

通夜・告別式などに伴う、受付、挨拶、香典のやりとり、お経やお坊さんの説教などもないし、何よりも家族はゆっくり眠ることができる。通夜、告別式は、冬場では会場のどこかが寒いし（かつて祖母の葬儀の際に、叔父が「坊主って、寒さに強いな」と言っていたのが印象的だ）、遺族が心身共にひどく疲れることが多い。ただでさえ悲しい時なのだから、これらがないのは大きなメリットだ。

火葬は早々に日曜日と決まり、前日の夕方に、納棺師さん（若い女性で、希望してなったと言う。映画『おくりびと』でも観たのだろうか）が体を清めて、着替えを行ってくれた。遺体の肌を見せないように布を掛けたまま行うのだが、見事な手際で作業が進み、シャツにベストとジャケット、下はズボンという、母が満足するお出かけスタイルの着替えが、短時間できちんとでき上がった。

火葬までに家族がすべきことは、棺に一緒に入れる小物（なるべく燃え残らない物）を選ぶだけだ。今回は、息子、娘からの手紙、俳句やメモを書いていた鉛筆の入った筆入れ、娘宛の住所が印刷された葉書数枚、それに本人愛用の帽子を入れた。

葬式の総費用は37万

火葬の当日は、葬儀社の車が来て遺体を運び出した。マンション暮らしのため、部屋に十分なスペースがないことと、棺の運び出しが困難なことから、遺体は葬儀社で棺に納めた。家族は葬儀社の車に同乗し、先ず葬儀社へ、次に火葬場に向かう。

火葬場では、焼香や読経その他が一切なく、立ち会った家族3人と、弟夫婦、甥の6人は、故人との別れを惜しむだけでいい。

遺体は約90分で焼き上がった。6人で骨を拾い、骨壺に収めた。家族は、葬儀社の車で遺骨と共に自宅に戻った。

母によると、総費用は、棺代なども含めて、約37万円だったという。やり方にもよるだろうが、お葬式を行うよりは安い。お葬式の場合、香典で費用が賄えるかも知れないが、他人が払うとはいえ、一連のサービスに多額の支払いを行うことだから、その納得性が問題だ。収支だけで考えるべき問題でもないだろう。

お坊さんなしの弔い（「坊主フリー」と呼ぶか「坊主レス」と呼ぶか迷っている）をやってみて、「何よりも、家族でゆっくり、心のこもった別れができたのが良かった」というのが故人と長年連れ添った筆者の母の言であり、息子、娘も、100％同意するところだ。

お墓は撤去した

かつて、父方の山崎家は、小樽《おたる》市内のあるお寺の檀家《だんか》だった。特に、一時期の父は熱心であり、そこそこに寄付なども行っていたので、寺の境内の良い場所に山崎家の墓があった。しかし、住職が代替わりするのと共にお寺の有り難みが薄れた。加えて、寄付を求める、墓があるのに納骨スペースを買わせる（父は130万円出して付き合ったが、一度も使われることがなかった）、お盆には頼みもしないのに住職がやってきては心のこもらない（と我々には聞こえた）お経を上げてお金を持って行く、といった調子で、お寺の商業性が露骨に見えるようになって、しだいに不快感が募った。

しかし、お寺に墓があり、先祖の骨を持たれている以上、お寺と縁を切ることができず、いわば、骨と墓を質に取られているような状態だった。

その状態は長く続いたが、2013年のある日、母がお墓を撤去して散骨を行うNPO法人があるとの記事を見つけて、興味を持った。お墓及びお寺が、子孫の負担になるとの考えの下、彼女は、息子・娘に相談して、お墓を撤去し散骨を行い、件《くだん》のお寺と縁を切る意向を固め、これに父も同意した。

その後の母の行動は早かった。記事で見つけた「一般社団法人・全国資産終活支援センター」と連絡を取り、更に寺と交渉して、お墓からお骨を取り出し、お墓を撤去する作業を進めた。お骨の取り出しと洗浄、及びお墓を更地に戻す費用が数十万円掛かり、「きっと家族に悪いことが起こりますよ」という、お寺の脅しとも呪いともつかぬ嫌味を我慢したが、墓の撤去を終えて、お骨を父の一家にゆかりの深い小樽の海に散骨して貰った。散骨の費用は一柱あたり当時3万数千円だったとのことで、11柱分の費用が掛かったが、これで完全にお寺との縁が切れた。息子としては、母がしてくれた数々のことの中でも、特に感謝したい快挙であった。

母は、実家の仏壇も撤去し、縁の近い先祖数人の写真を箪笥《たんす》の上の目立つ場所に飾って、毎日、写真に向かって語りかけている。彼女は、「狭い仏壇の中に閉じ込めておくよりも、はるかにご先祖様に対して親しみが湧くし、彼らのことを思い出す」と言っている。気が向いたら、飲み物や食べ物をお供えすることも勝手にできる。

彼女も彼女の子供達も無宗教だが、先祖に対する親しみや感謝の念は大いに持っている。また、冒頭にも述べたように、筆者は他人の信仰心を否定しようとは思っていない。生きている者の気持ちが整い、気が済めばいいのだ。

ただ、宗教及び「宗教ビジネス」を介在させなくとも、心のこもった弔いはできるし、先祖を思い出して感謝する生活をすることができる、ということをお伝えしたいだけだ。

父の遺骨は、しばらく自宅に置かれる。どこかに散骨するのがいいか、自分も一緒に埋葬して貰えるようにどこかの施設に埋葬するか、遺骨の処置を、母はゆっくり考えるという。

息子としては、もちろん散骨で構わないし、あるいは、母親も彼女の子供も都会の賑《にぎ》わいと人間が好きなので、彼女の娘と息子が暮らす東京都下の共同埋葬施設に納めて貰うのがいいかも知れない、とも思っている。

明日あたりは、父の写真が実家のどこかに飾られるはずだ。父の写真にあれこれ語りかけながらの、母の新しい生活が始まる。

［第5章］

お金より大事なものにどうやって気づくか

“善意の愉快犯”として生きる

「山崎さんは、どのようなことがしたいのですか」

有名な企業の多くに、会社のあるべき姿を言語化した、「社訓」、「ミッション・ステートメント」、「バリュー」、「行動原則」、などと呼ばれるものがある。

会社が急には潰れない程度まで育って余裕を持ち、経営者が社会的な自意識を全開するようになると作りたくなるものなのだろう。そうしたニーズを、経営者の周囲にいる経営茶坊主たち（「経営企画室」、「社長室」などに棲息《せいそく》する生き物）が見逃すはずもないし、彼らを顧客とするコンサルタントにとってもいい商売材料だ。

あれは、個人にもあった方がいいものなのか。経済評論家は個人商店だが、あればいいようにも思えたし、無理に作る必要はないようにも思えた。

私が最初に勤めた三菱商事には、三菱グループの三綱領と呼ばれるものがあった。「立業貿易」、「所期奉公」、「処事光明」、の三原則だ。シンプルにまとまっていてよろしい。正しい意味に興味がある向きはホームページでも調べるといいが、私の理解は、貿易での商売隆盛を目指す、公の利益を重んずる、物事は公明正大に処理する、といったところだ。グループ企業の中でも貿易に縁の深い三菱商事には相性のいい綱領だった。

一方、会社が丸ごと「火の車」になりかけた某自動車メーカーのごときは、何がいけなかったのかがよく分かる。

その後に勤めた会社にも同様のものがあったはずだが忘れた。外資系の会社も、むしろ「悪いこと」をしている会社の方が熱心に、企業の「バリュー」を掲げたりする傾向があったように思っているが、社員の行動原則は、「1. マイ・ボーナス、2. マイ・ボーナス!、3. マイ・ボーナス!!」のようなものであった。今なら、ボーナスと並ぶかそれ以上にストック・オプションだろうか。もっとも、これは、私が金融系の会社にしか勤めたことがないからかも知れない。

さて、「私の行動原則」は何か。それは、どのように生じたのか。

きっかけは、誰かとの会話だったと思う。申し訳ないが、それが誰だったのかは思い出せない。広義の同業者か、編集者かのような気がするのだが、それも含めてだ。

ある日、「山崎さんは、いったいどのようなことがしたいのですか。何か、モットーのようなものはありませんか」と問われた。

「そうですねえ。私は他人に何かを伝えたいのでしょう。伝える内容は、正しいことでありたい。ただし、この正しいは、後から間違いだったと分かることもあるから、その時には訂正するという条件付きの正しさです。そして、できたら面白いと思える内容や形で伝えたい。加えて、どうせ伝えるなら、なるべく多くの人に伝えたい。大凡、こんなところでしょうか」とすらすら言葉が出てきた。

喋ってみて、あまりに自然な感触だったので、自分で少し驚いた。おそらく無意識的に日頃から考えていたのだろう。

詳しくは後述するが、人の幸福感の99%以上は「(自分が)承認されている」という感覚でできている。大金持ちも、貧乏人も変わらない。そして、自分の価値観を自分一人で完結できるほど人間は立派にできていない。厄介だ。しかし、だからこそ人間は面白い。

私の場合は、自分で正しいと思うことを面白く多くの人に伝えて、感心されたり、自己満足したりしたいのだろう。

私のミッション・ステートメント

私のミッション・ステートメントは以下の通りだ。

（1）正しくて、
（2）できれば面白いことを、
（3）たくさんの人に伝えたい。

三菱の三綱領のような引き締まった偉そうな感じはないが、自分のやりたいことの説明は、これで尽きていて付け加えることはない。説明用にも、自分用にも便利だ。

私の場合、わざわざ他人に伝える価値があると思える正しいことは、主に資産運用の問題であり、時に経済・社会についてのあれこれだ。

そして、自分の意見・発見・考案などを、できるなら論敵も苦笑いするような面白い形で伝えたい。皮肉なユーモアと共にズバリと正鵠《せいこく》を射ることができたら嬉しい。目標は「上機嫌なショーペンハウアー」である。

「意見や主張の表現は、面白いものを上、真面目なものを中、怒りとして表すものを下とする」と心掛けている。自分のことを棚に上げて言わせて貰うと、SNSには下に属するメッセージが多くて残念だ。他人を批判して怒るのは簡単だけれども、気が利かなくて、面白くない。せっかくの暇潰しの場が息苦しくなる。そろそろ気づいて、改まるといいのだが。

たくさんの人に伝えたいと思うのは、自分の影響を拡げたいと思う本能なのかも知れないが、単なる目立ちたがりの功名心のような気がする。

資産運用分野での発見や考案を伝えるなら、本がたくさん売れるのがたぶん一番嬉しい。会員限定セミナーで稼いだり、高額のコンサルティングに仕立てたり、プライベートバンカーになってお金持ちに纏《まと》わり付いたりする方が大きなお金になるはずだけれども、全く趣味に合わない。

不経済な経済評論家である。

「経済評論家」という仕事

「経済評論家」を自称し始めて約20年になる。金融や経済に関する著述、出演などの仕事が増えたので、肩書きが必要になった。金融機関のエコノミストやアナリスト職ではないし、学者でも、作家でもない。説明が必要になるような個性的な肩書きを名乗るのは自意識がこそばゆい。発信内容に幅を持たせることができるのでこれが無難だと思った。だが、大いに満足だった訳でもない。

世間的に、「評論家」という言葉はイメージが良くない。「あの人は評論家だ」という評は、言葉だけで行動しない人や発言に重みのない人に与えられる。

その通りなのだ。評論家に行動を求めるのはお門違いだし、文献やデータの専門家でもなければ、一次情報の収集者でもない。評論家が提供するのは「論」だけだ。正しくて、他人が気づきにくかったり、言いにくかったりする「論」を、なるべくスピーディーに、できればチャーミングな辛辣さと共に伝えられたら、それでいいではないか。

評論家は、国家資格で国に干渉されることがない。つまらない権威付けをビジネスに仕立てる「〇〇協会」のような家元組織からも無縁で爽やかだ。

ただ、正直に言って職業的なコンプレックスが全くないわけではない。評論家は、政治家、経営者、作家などが、世の中に変化をもたらしてくれないと論じる対象がない。「論」は何かに付随してはじめて論述として意味をなす。職業的に、二次的、副次的存在であることが否めない。

因みに、職業として一切コンプレックスを覚えず仲間意識に近い親近感を持つのはコンサルタントだ。当節流行のDX（デジタル・トランスフォーメーション）のコンサルティングは高給派遣労働のようで全く風情がないが、伝統的な戦略コンサルタントは「誠意あるハッタリ」を堂々と売る姿に共感を覚える。加えて、彼らの値付けの度胸には学ぶべき点があるかも知れない。

世間の人を見るに、政治家を偉いと思う人、経営者を崇《あが》め奉《たてまつ》る人、作家などのクリエーターや表現者を過剰に評価する人の3タイプがあるように思う。どうやら、私は3番目のタイプのようだ。自分で世界を作れる作家は評論家よりも偉いのではないかと、何となく思う。つまらぬ作品でも小説を一つ出版すると「作家」と名乗れて気持ちがいいのではないかと想像する。

職業に貴賤《きせん》はない！と力むのは正しいが、自分の職業に多少のコンプレックスを持つのも悪いことではない。コンプレックスは、その人の人格が持つ固有の影だ。多少の陰影がある方が人間は味わいがある。

職業に対する誇りは、こっそり持てばいい。「経済評論家」は私にとってそんな仕事だ。

お金に感情を振り回されない

経済評論家として、これまで多数の記事を執筆し、書籍を上梓してきたが、私がお金について言いたいことは非常にシンプルだ。

それは、お金に感情を振り回されず、冷静に向かい合って欲しいということである。

本当のことを言うと、私はお金に興味がない。純粋に仕事の対象だからだ。将棋の棋士が駒を懐に大事にしまい込まないように、私も商売道具であるお金に特別な執着心を持っていない。別の言い方をすれば、自分のお金というものが面倒と言えるかも知れない。やりたいことのために、呼吸をするようにお金を使って、足りなくもなく持て余しもせずとなれば、それが理想だ。

経済評論家をしながらも、お金の増やし方の細かなノウハウを提供していたわけではない。どちらかというと、金融商品の運用の仕組みを分析して落とし穴を分析したり、手数料が無料の証券会社のからくりを見破ったり、そういうことを面白がって評論家商売をしてきた。

日経平均株価が3万円を超えそうなどと市況に関するコメントをすることはあるが、それは評論家としてのサービスの範囲だと考えてきた。個別銘柄まで言及してしまうと自分の狙ったポジションとは違ってしまうので、そこまでは踏み込まない。

様々な立ち位置がある経済評論家の中で、私が目指したのは、「発言内容は厳しいけれど正確なことを指摘する山崎さん」。

そこで競争力を持っていれば、家族を養うくらいの収入は得られるだろうという目論見《もくろみ》だった。難しい金融理論などの本も書いてきたのは、自分の言葉を信頼して貰うバックラウンドを築くためでもあった。

経済評論家人生の中での反省点もある。活動開始から5～10年くらいの頃までは、運用のプロである機関投資家の運用方法を簡略化すれば、個人も理想的な資産運用ができると考えていた。しかしこれは間違いだった。

なぜかというと、プロの運用法が必ずしも正しいわけではないこと、さらに、プロと個人では運用についての事情が根本的に違うからだ。日本の年金を運用するＧＰＩＦ（年金積立金管理運用独立行政法人）は、分散投資している運用資産のアセットアロケーション（資産配分）の一部が値上がりすると、それを売却して、全体のバランスを取り直すリバランスを行っている。ＧＰＩＦは国内外の債券・株式をそれぞれ25％ずつ保有しているが、個人がそれと同じことをする意味があるのだろうか。

決められた時期にある程度のパフォーマンスを出すことが求められるプロに比べて、個人の時間軸や投資の目的は様々だ。仕事の状況で、稼ぎが増えるかも知れないし、減るかも知れない。病気になって働けなくなってしまうかも知れないし、反対に、労働収入を得られないのに長生きしてしまうかも知れない。あるいは、家族との関係も変わるかも知れない。

個人でも、資産と負債の管理は重要だが、それはプロと同じ考え方をしていてはうまくいかない。それが分かってからは、私は、プロ面《づら》をして個人投資家に対して上から目線で運用を説く人物を否定するようになった。

運用に思い入れを持ち込まない

個人投資家が資産運用にあたって意識するべきことは何か。それはお金に感情を込めず、合理的な考え方で向き合うことである。お金は、生活や娯楽のための手段に過ぎないのだから、誰にとっても価値は同じ。新卒社会人や退職者、富裕層など属性によって運用スタイルは異なると思ってしまいがちだが、そうではない。異なるのは、投資に回せる絶対的な金額と背負うことができるリスクだけだ。

運用する商品は全世界株インデックスファンドだけでいい。値動きしても一喜一憂しない程度の金額をそこに投入したら、あとは自分がどう稼ぐのか、運用以外の部分を大事にしよう。

これは、他の趣味を持とうということではなく、運用に思い入れを持ち込むのはやめようということである。運用を必要以上にありがたがっていると、道を見誤る。例えば、NISA（少額投資非課税制度）の新制度の「成長投資枠」の「成長」という言葉に引きずられて、個別株を買ってしまうのは大きな誤りだ。

もちろん、リスクの範囲内で趣味として個別株のポートフォリオを持っているのはかまわないが、そうでない大多数の人は成長投資枠でも全世界株のインデックスに投資をしていれば十分だ。

予想と希望を混同させない

現在（2023年7月）、癌の状態はステージⅣ。多くの場所に遠隔転移していて、一般論でいえば先は長くない。かつては酒を飲み、美味しいものを食べ、語り合うことが好きだった。しかし、癌によって禁酒することになり、食道癌だから食べられる量も減り、リンパ節への転移によって反回神経が麻痺《まひ》して声が出しにくくなった。好きで得意な順番に、楽しみを潰されている気がする。

しかし、予想と希望を別物であると考えると、そんなに悲観する毎日ではない。残りの全期間を今と同じように過ごせるかどうかはともかくとして、もし余命が1年あれば、会いたい人に会えるだろうし、本だって3冊は出せるだろう。

そこに希望を混ぜてしまうと、景色はまったく異なる。例えば、娘が大学に入る数年後まで生きていたいと考えると、途端に叶えられる確率が下がる。予想の元に享受していた日々の輝きも霞む。予想と幸せを混同するのは、不幸なことだ。

お金にも同じことが言えるだろう。希望に予想を寄せようとすると良くない。代表的な例が、FPが使うライフプランニングシステムだ。35歳でマイホームを建てたいとか、引退する時にはどれくらい金融資産を持っていたいという希望があったとする。FPは、その「希望」を叶えるためにはこれくらいのお金が必要ですよと言って、固定の変動率で収入や支出の推移を計算し、保険を含めたリスク資産を提案してくる。

しかし大体の場合、その提案に乗っても希望は叶わない。なぜなら、FPが提案するアセットアロケーションは、期待リターン（希望リターンといってもいいだろう）に基づいて、リスクを無視して決められてしまっているからだ。だから、FPの提案は当てになららない。そして、希望は、予想と乖離していく。

こういうFPが後を絶たない原因の一つはメディアにある。例えば、長期投資でリスクを低減できるとよく言われるが、これは金融論的には誤りだ。取材を受けるたびに記者に対してレクチャーしているが、新聞などのメディアは伝統的に知識を継承しないため、後任の記者に一から説明することになる。

またメディアに属する記者の感覚として、自分が取材して摑んだ「真実」は正しいという尊大な思いも問題である。結果として、長期・定額で同じ資産を買うドルコスト平均法が正しいという記事はなくならない。

それに追い打ちをかけるのが、メディアから原稿を依頼されるFPだ。原稿依頼の声がかかると嬉しくてしようがないものだから、求められるままに原稿を書いてしまう。

マーケティングとは嘘のラッピングのこと

私の時間があと30年ぐらいあって、起業をするとしたら、マーケティングを解毒するサービスを提供したい。マーケティングはとてもありがたがられて、ビジネススクールでも堂々と講義されているが、要するに大して価値がないものを価値を大きく見せて売るための技術の寄せ集めに過ぎない。

マーケティングによって実態をカモフラージュしている例を挙げるなら、毎月分配金を受け取れる毎月分配型投資信託や高配当株があるだろう。分配金や配当金が多いというのは、結局ファンドの資産を取り崩してお金を配っているのであり、まるでたこが自分の足を食っているようなものである。投資家の人気集めでしかない。

それを売る側は、「年金の代わりにおすすめ！」などと、少し考えれば素人でも嘘と分かるフレーズでラッピングしている。これがマーケティングだ。

そんなマーケティングに費やされる経済的資源を、経済価値の整備のために用いることができれば、顧客の利益を大きくできる。そこにはビジネスとして成立する素地があるだろう。

マーケティングの解毒は、消費者保護にもつながる。情報に疎い人を騙そうと、甘い言葉で誘う輩《やから》は今も昔も大勢いる。羽毛布団や健康器具などの伝統的なものから、仕組みの分かりにくい外貨建て保険まで商品は様々だ。

「善意の愉快犯」でありたいというのが、私の経済評論家としての願いだ。その使命は、甘い言葉で個人にアドバイスをして、不要な商品を売りつけようとする輩の商売を邪魔することである。

お金は「増やし方」より「使い方」こそ大切だ

お金には「使い時」がある

お金の「増やし方」について長年アドバイスをしてきた筆者だが、今回はお金の「使い方」の大切さについてお伝えしたい。お金には「使い時」があり、ただただ貯めるよりも大事な「使い道」があるのだ。

筆者は日頃専らお金の増やし方について情報を発信し、本なども書いている。そう考えると、ヤケクソのように見えるタイトルだが、筆者は本気でそう思うし、人生の幸せにとって大事な話なのでお付き合い頂きたい。

先日、ある読者の勧めで『DIE WITH ZERO』(ビル・パーキンス著、児島修訳、ダイヤモンド社)を読んでみた。この読者氏は、お金を貯めて増やしたのはいいが、気持ち良くお金を使うことができなくなってしまったと悩んでおられた。この本の内容が「心に刺さる」とおっしゃる。

豊かなエピソードが面白い本なので、読者にはぜひ本を手に取ってもらいたいのだが、筆者にとって印象に残った主張は以下の四つだ。

（1）真に価値のあるお金の使い道は「経験」だ。良い経験は思い出として長らく効果を発揮する。

（2）人間の楽しむ能力は年齢に依存する。適切な時に惜しまずにお金を使え。

（3）「仕事が面白い」は適切にお金を使わない理由にならない。

（4）寄付や相続も生きているうちに有効に行え。

筆者は、濃淡はあるが、何れの主張にも賛成する。特に（2）はその通りだと思うし、（3）は有効な批判的指摘として耳が痛い。

この本の著者はヘッジファンドのトレーダーが一つの職業であり、金融取引の世界で培われた「最適化」の考え方に通暁している。人生を通じたお金の使い方を、最適化のアプローチで考えてみたところ、一般に言われているようなお金の心得や、現実に多くの人が行うお金の使い方には、幾つもの問題点があることに気が付いた。

例えば、若い頃から収入の一定割合を貯蓄して大きな金融資産を早く作ろうとすることは、お金の有効な使い道を逃しているという意味で人生がもったいない。あるいは、自分が死ぬ直前に生涯最大の金融資産額を持っているような人生は、お金の使い方として無駄が大きい。使わなかったお金を稼ぐために要した時間を考えると、何年分もの労働を捨てたに等しい、という厳しい批判もある。

稼いだお金を有効に使い切って、死ぬ時には所持金がゼロになっているのが、ある意味では理想だと著者は説く。

お金はあくまでも「手段」であり、幸福のために使うものだ。お金を気持ち良く使うことができない人、甚だしきはお金を使うことに罪悪感を覚える人は、ぜひこの本を読んで基本に返るといい。

「守銭奴型FIRE」に疑問あり

さて、人生にあって適切な時にお金を使うことの重要性に鑑《かんが》みた時、疑問なしとしないのは、若くして引退できる金融資産形成を目指す人生戦略だ。いわゆる「FIRE

（Financial Independence, Retire Early）」である。

具体的な例で考えよう。例えば、手取り収入が年間500万円だとして、半分の250万円で暮らし、250万円を投資に回し、投資が年率4％で回るなら、17年強で金融資産は6千250万円を超える。6千250万円が4％で運用できるとすると、年間250万円の収益が得られるので、今まで通りこの金額で暮らすなら働かなくても生きていける計算になる。すなわち、FIREの達成だ。

書籍でいうと『父が娘に伝える自由に生きるための30の投資の教え』（ジェイエル・コリンズ著、小野一郎訳、ダイヤモンド社）で、父親が娘に教える方法がこれに近い。「会社から自由になるためのお金」という概念が心に響く本だった。

運用方法はインデックスファンドに投資する妥当でシンプルなものだったが、手取り収入の半分で暮らす禁欲的な生活の実践こそがすごいと思った記憶がある。この本の著者はFIREの達成までに掛かる年数について、17年よりはもう少し楽観的だが、それでも10年程度の歳月は覚悟しなければならない。

仮に、17年にせよ、10年にせよ、FIREが完成するまでの期間をどう評価したらいいだろうか。

筆者は、20代、30代の十数年の歳月を手取り収入の半分で暮らすこのスタイルについて、自分自身の「人的資本」に対する過小投資になりかねないことに対して違和感を持っていた。例えば、年間250万円で暮らすことと年間400万円（手取り収入500万円のうち20％の100万円を貯蓄したとして）で暮らすこととを比較すると、差額の全てが将来の稼ぐ力につながる自己投資ではないまでも、250万円生活では、知識や経験、人間関係、そして時間に対する投資が過小になって、将来の稼ぐ力がより小さくなる公算が大きいように思う。

これに、『DIE WITH ZERO』のメッセージを踏まえた、主として経験に対する消費の観点でも、人生にあって「楽しむ能力」が最も大きい貴重な時期に十分なお金を使わないことは「もったいない」と言えるのではないかと付け加えることができる。

筆者は、若い頃に生活費を極端に切り詰め、貯蓄・投資にお金を回して目指すFIREを「守銭奴型FIRE」と呼んでいるが、このスタイルは、投資（人的資本への投資）と消費（経験の消費）の両面で「最適」から外れているように思う。要はバランスが悪い。

貯めることと使うことの「いい加減」

では、『DIE WITH ZERO』の中のエピソードにあるように、将来は所得が増えるのだと信じて20代、30代の頃に所得の大半ないし、それ以上のお金を使うことが、わが国で一般的な勤労者である若者に推奨できるのかというと、少し違うように思う。

一つには、将来、年齢と共に所得が上がると期待できるか否かについては、これまで以上に個人差が広がると思われることが問題だ。将来所得の増加に対する楽観は「誰にでも」勧めていい前提条件ではなさそうだ。

また、もう一つには、「ある程度の備え」を持っていると、リスクに対する対処について「保険」という加入者側にとって著しく不利な手段に頼らずに済むからだ。

『DIE WITH ZERO』の著者は、成功したトレーダーであり、端的に言って平均的な人よりもかなりお金持ちだ。例えば、著者は、将来何歳まで生きるか分からない「長生きのリスク」への備えとして、年金保険の購入を勧めている。しかし、並みの日本人の経済力でこれをまねようとすると、若い時分の消費が高額な保険料支出でかなりの程度阻害されることになるだろう。そうなっては、この本の主旨に反する。

日本の場合、「何歳まで生きるか分からない」という長生きのリスクへの保険として、原則として終身で給付される公的年金がかなり大きな役割を果たしてくれる。普通の経済力の人にとって、保険会社の儲けが大きな年金保険は不要だし、関わらない方がいい。民間の生命保険会社のがん保険を含む医療保険も、日本の場合は充実した健康保険が存在するので、不要である。

ただし、何れのリスクにあっても、「ある程度は」自分で使える自分の金融資産があることが好ましい。

また、失業保険に関しては、それほど充実しているとは言い難いので、「会社から自由になるためのお金」として、例えば1、2年分の生活費に相当する金融資産をなるべく早く形成しておくことが望ましい。

もっとも、「会社から自由になるため」ということに関しては、お金の備えと同等あるいはそれ以上に、他社にも雇って貰えるような仕事のスキルや、それなりの収入を期待できる副業を持っていること、あるいは転職を容易にする人脈を持っていることなどの効果が大きいだろう。

もちろん、価値のあるスキルを持っている人も備えとしての金融資産を持っているといいのだが、お金に全てを頼る必要はないことを強調しておきたい。

自分が若いサラリーマンだったら？

例えば、若いサラリーマンにはお金の扱い方についてどのようにアドバイスしたらいいか。いや、もっと直截に、自分が今若いのであればどうしたいと思うか。例えば、仮に自分が、かつてのようにサラリーマンとして就職したとしよう。以下のように考えそうだ。

（1）就職後2、3年は少々のお金の蓄えよりも、自分が仕事のスキルを得ること、自分の人材価値を高めることに、自分の時間とお金とを使うだろう。この段階では借金をせずに暮らすことができれば上々だ。

（2）25歳くらいから、例えば収入の1、2割を貯めて、経済的な備えを作るだろう。ある程度の備えがあれば、医療保険なども含めて、殆どの生命保険が不要になる。この効果は大きい。

（3）新しいNISAとiDeCo（個人型確定拠出年金）の初期設定と投資のスタートは遅くとも25歳までに済ませたい。スタート時は両方とも毎月5千円ずつでもいい。始めることが肝心だ。

（4）当初はNISAから先に投資額を増やすことを考える。税制メリットの比較ではiDeCoが有利だが、iDeCoの資産は原則として60歳まで引き出せない。生活費の1年分くらいの資産ができるまではNISA優先でいいだろう。その後は、iDeCoを増額して中心としたい。運用は何れにあっても「全世界株式のインデックスファンド」とする。

（5）20代、30代にあって「自分の人的資本への投資」になるような使途と、「この時期にしかできない経験」に対する支出は、NISAを解約してでも行う。幸い、2024年からスタートする新しいNISAでは、解約して空いた税制優遇枠を再利用できる。

（6）20代後半以降、将来も役に立つような「良い経験」のためにはお金を惜しまない。

（7）遅くとも35歳くらいまでにファーストキャリアで大いに稼げる転職先を見つけるか、仲間と起業するなどで生活の基盤となる収入源を作る。30歳以降はチャンスを見つけて副業にも取り組みたい。

（8）45歳くらいからセカンドキャリアの準備を始める。この頃には、2、3年は働けなくても生きていける程度の金融資産を持っていたい。「会社から自由になるためのお金」となる。

（9）高齢期（65歳?）に入ったら、子供等の相続人に贈与を開始する。ただし、大半の資産を渡すわけではなく、自分の裁量で左右できるお金は本格的なリタイアメントまである程度維持する。

（10）なるべく20代、30代の若いうちに、自分で起業するなり、友人の起業に参加するなり、あるいは、ストック・オプションをインセンティブとして与えてくれる会社に勤めて、将来の生活の心配がなくなるくらいの大きなお金を作るチャンスを求めたい。

資産運用は「一番いいもの」一本

本当は、就職の時点から、ストック・オプションなどで株式と関わることができて、大きなお金を作ることができそうな就職先を探すべきなのかも知れない。しかし、ビジネスマンとしてそこまでのやる気と準備を大学卒業時に醸成できている自信はない。

基本的な考え方として、経済的な安心は「お金で貯める」のではなく、稼げる人材としてのスキルや評判の形でキープしておきたい。

『DIE WITH ZERO』の路線から見ると中途半端だが、「ある程度の金融的備え」を持っていると各種の生命保険のような著しく経済的に不利なものに関わらずに済むし、転職を考える際にも余裕が生まれる。

なお、資産の運用は、NISAでもiDeCoでもそれ以外の口座でも、全世界株式のインデックスファンドでいい（含む日本株。「オール・カントリー」などと称するもの）。運用が趣味や仕事でなければ、十分に分散投資された低コストなインデックスファンド以外の商品に目を向ける必要はない。

「一番いいもの」一本に絞っておくことが、管理の上でもシンプルだ。特に新しいNIS

Aの「成長投資枠」では、別の商品による運用を考えないことが肝心だ。

ことお金の増やし方については、つまらない誘惑を拒否する決意と共に「最も有効な方法」を一つだけ知っていれば十分なのだ。お金については、増やし方ではなく、使い方こそをよく考えてほしい。

イベントよりも日常重視

著者の主張のあれこれに大いに頷《うなず》ける『DIE WITH ZERO』なのだが、一点だけ、個人的に著者との好みの違いが原因で違和感を持った部分を報告しておこう。

著者は、「思い出」の効果を強調して大きなイベントを作ろうとするが（大規模な誕生日パーティーのエピソードは楽しい）、筆者は、人生にあってこうした「祭り」的な特別な日を作ることをあまり好まない。敢えて言えば「日常」が大事なのだ。対比の効果で毎日の普通の日々がくすんで見えるような、「祭り」的なイベントを人生に積極的に設けようとは思わない。

もちろん「日常」では、自分の経済力なりに気分良くお金を使うことが大事だし、それは実践しているつもりだ。

何れにせよ、お金を貯めることを目的化して、人生の末期にこれを有効に使えなかったことを後悔するような状態は避けたい。お金を貯めることが目的化してしまった人は、先ず『DIE WITH ZERO』を読んで考え方を変えて、有意義な消費の練習に励むといい。

「お金は、貯めることよりも、使うことが楽しい！」と思うのが健康な状態だ。

「幸福」を決めるたった一つの要素

お金を稼ぐには幸福の犠牲が伴う

本稿は、お金と幸福との関係について考えてみたい。大きなテーマなので、結論が出るとはとても思えないが、読者と書き手自身とがこの問題について考える手掛かりになるといいと思いながら書いてみる。

筆者がこの問題を考えようと思ったきっかけは、「ＦＩＲＥ」についてあれこれ検討してみたことにある。ＦＩＲＥとは大まかに言うと、若くしてリタイアできるような金融資産を築くことだが、筆者は、若い頃からこの状態を目指してお金を貯めて、投資に励む人生戦略に対して違和感を持った。

若い時分には、金融資産に投資するよりも、自分自身の「人的資本」の拡大のために投

図1　人的資本と金融資産への投資の年齢別累積損益

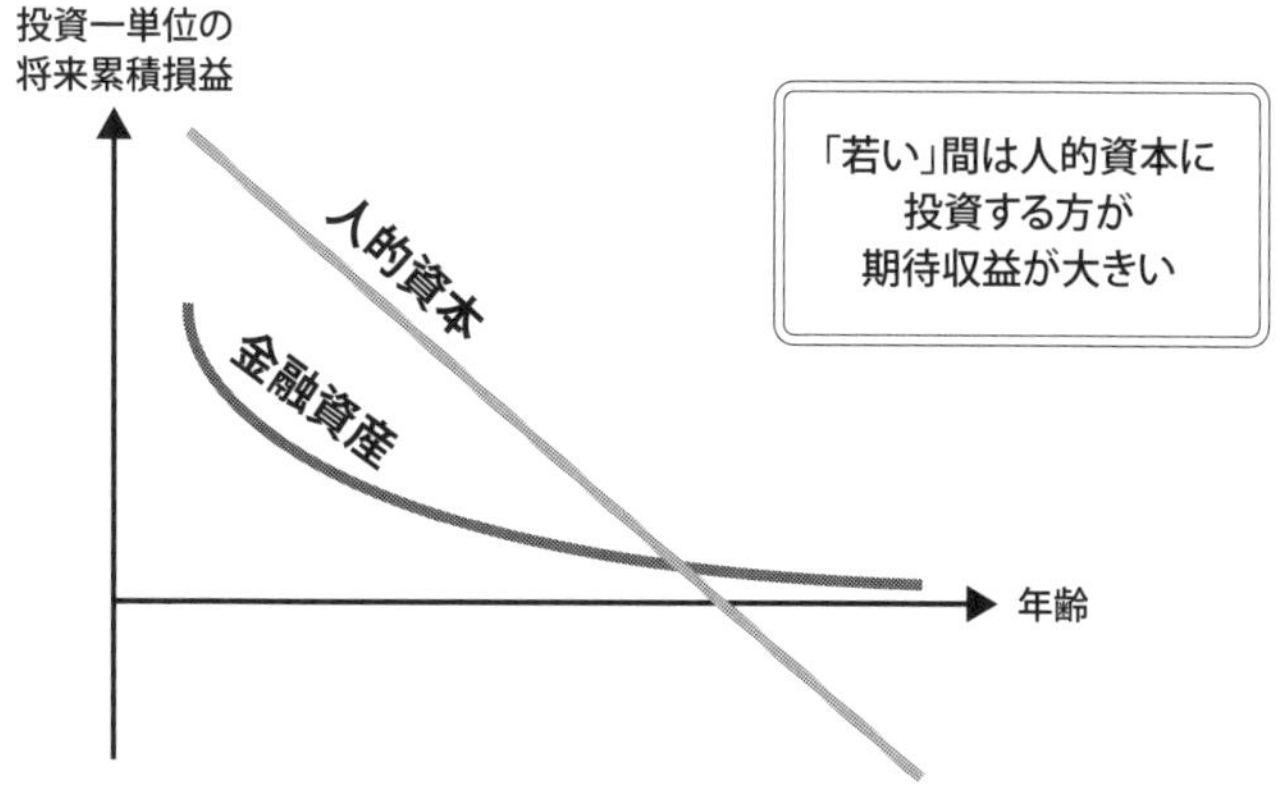

資する方が、効果が高い場合が多いのではないか。

生活のスケールを切り詰めて、それこそ爪に火（FIRE！）を灯《とも》すような生活をしながら貯金と投資に励むと、一種の逃げ切り状態である「FIRE」に到達できるかも知れないが、その稼ぎと支出の経済的スケールは小さなものにとどまってしまいそうだし、FIREに達するまでの年数（順調で十数年）の経験がつまらないものになってしまうのではないか。人生全体がしぼんでしまうのではないかと心配だ。

一般論として、自分の「教育」・「経験」・「人間関係」への〝投資〟は早い時点に行う方が効果的である。

図1のような損得勘定だろうか。

金融資産への投資は複利の効果が働くことも

あり、若い頃に行い長期で運用することが有効だが、例えば、仕事のスキルにプラスになる投資（典型的には、いい学校に行く、資格を取る、修業のために外国に渡る、など）は、将来の収入を増やすことにつながるし、その効果を長く享受できる点で、早く行う方がより有効なのだ。

逆に、例えば、定年前に社会人大学院でＭＢＡ（経営学修士）を取るような自己投資は、本人の満足にはなるかも知れないが、そのスキルによる収入増加では掛かったコスト（直接的な学費の外に、働きが減って稼ぎが減ることの機会費用も含む）を回収できないかも知れない。金融資産に投資する方がマシだという状況は大いにあり得る。

さて、前記の話は、お金を稼ぐ効率に関する比較だが、「お金」自体は「幸福」を生み出すための「手段」に過ぎない。一方、お金を稼ぐためには、しばしば自由な時間を犠牲にするような「幸福の犠牲」を伴う。

「お金」と「自由」のトレードオフ

一般に、自分の行動を自分で決めることができる「自己決定性」は幸福を増進するとされる。日々の時間の「自由度≒幸福度」とお金を稼ぐか使うかの「収益性」の関係を図２

図2　収益・支出と自由・不自由による時間の幸福度の分類

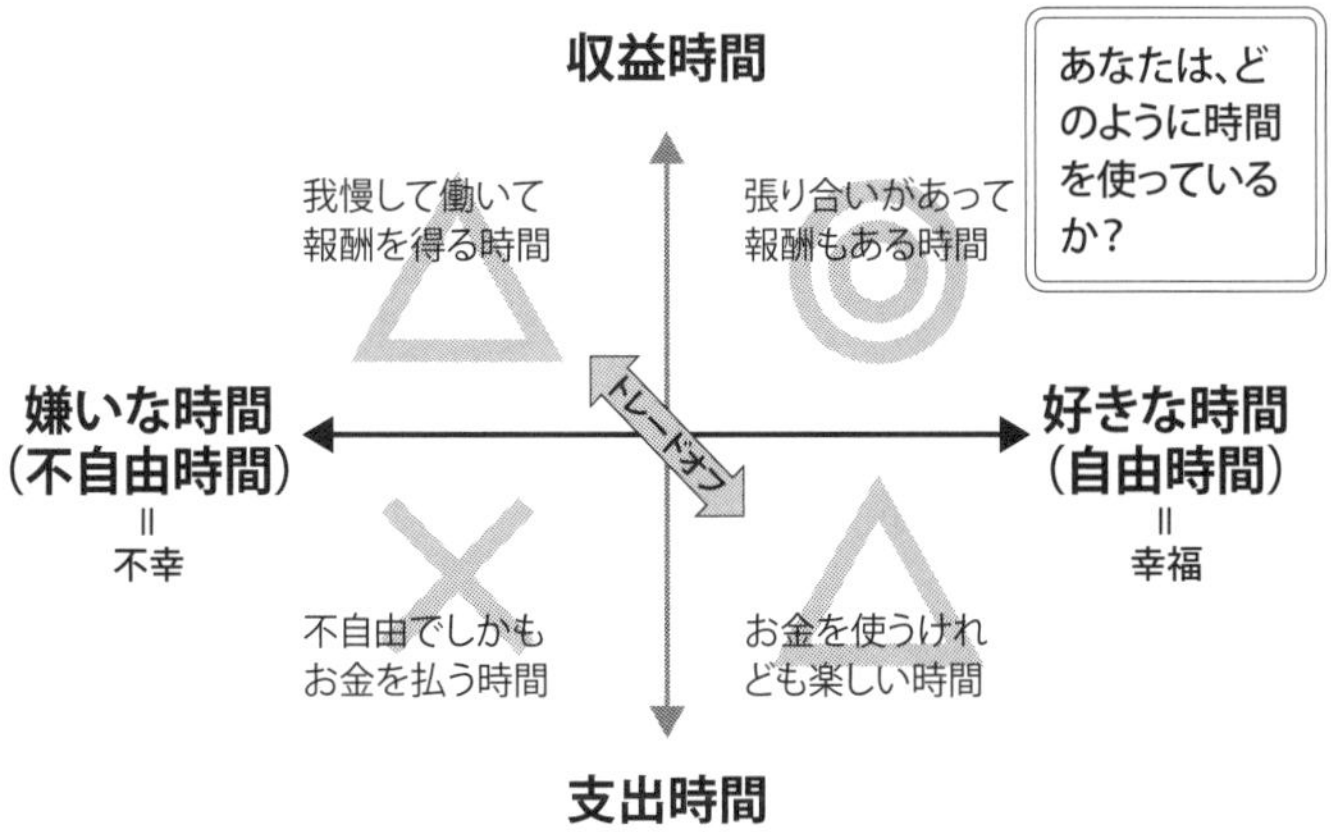

に整理してみた。

例えば、この図2の第1象限にあるような、自分にとって張り合いがあって楽しい行動が自分の仕事であり、自分に収入をもたらすような状況を作り出すことができると、人はかなり幸せだろう。雑な比較で恐縮だが、「やることのないＦＩＲＥ」状況の人よりも幸せではないだろうか。この第1象限の時間を生み出すことが、いわば「人生勝利の戦略」にちがいない。

もっとも、仕事というものが楽しいばかりのものでないのは、多くの人が実感するところだろう。我慢して働き、しかしお金を稼ぐことができる第2象限の領域で多くの人が働いている。そして、お金を使って楽しい時間を買う第4象限の領域との間を行き来するのが、普通の暮らしであるかも知れない。もちろん、不自由でしかも損をするような第3象限の状況は避けたいと誰しも思う。

先の図2は、時間の過ごし方と幸福感・有利感の関係を表した、いわば「フロー」の図だが、その時々の人生の状況をあたかもバランスシートのように捉えて、位置を把握する「ストック」の概念を考えてみよう。図3を見て欲しい。

人は、図3のできるだけ右側のポジションに位置することができると幸せだ。しかし、金銭的な余裕がなくなると、左の領域に移動するような力が働きやすい。例えば、就職活動に励む学生は、なるべく自分の好きな仕事で（なるべく右側で）、なるべく早く収入が増える（上に移動できる）ような就職先を探したいと思うのだろう。

試しに、筆者の人生のポジション推移をプロットしてみた（図4。あくまでも主観的なものだが）。

「そう嫌いではない仕事から始まり、少しずつ経済状況を（新入社員の頃よりは……）改善してきたが、好きな仕事も、そう好きでない仕事も経験し、たいしてお金持ちにならずに、しかしまあまあ好きな仕事ができている現在に至る」といったイメージだ。もう一度描き直すと全く異なる線になるかも知れないが、思い切って描いてみた。

経済的には何も持っていない新卒の就職から、なるべく右側にポジションを取り、働き甲斐のある仕事でお金を増やして、自分のポジションをひたすら右上に導くことができる

図3　「お金」と「自由」に関する現在のポジション（B/S的なプロット）

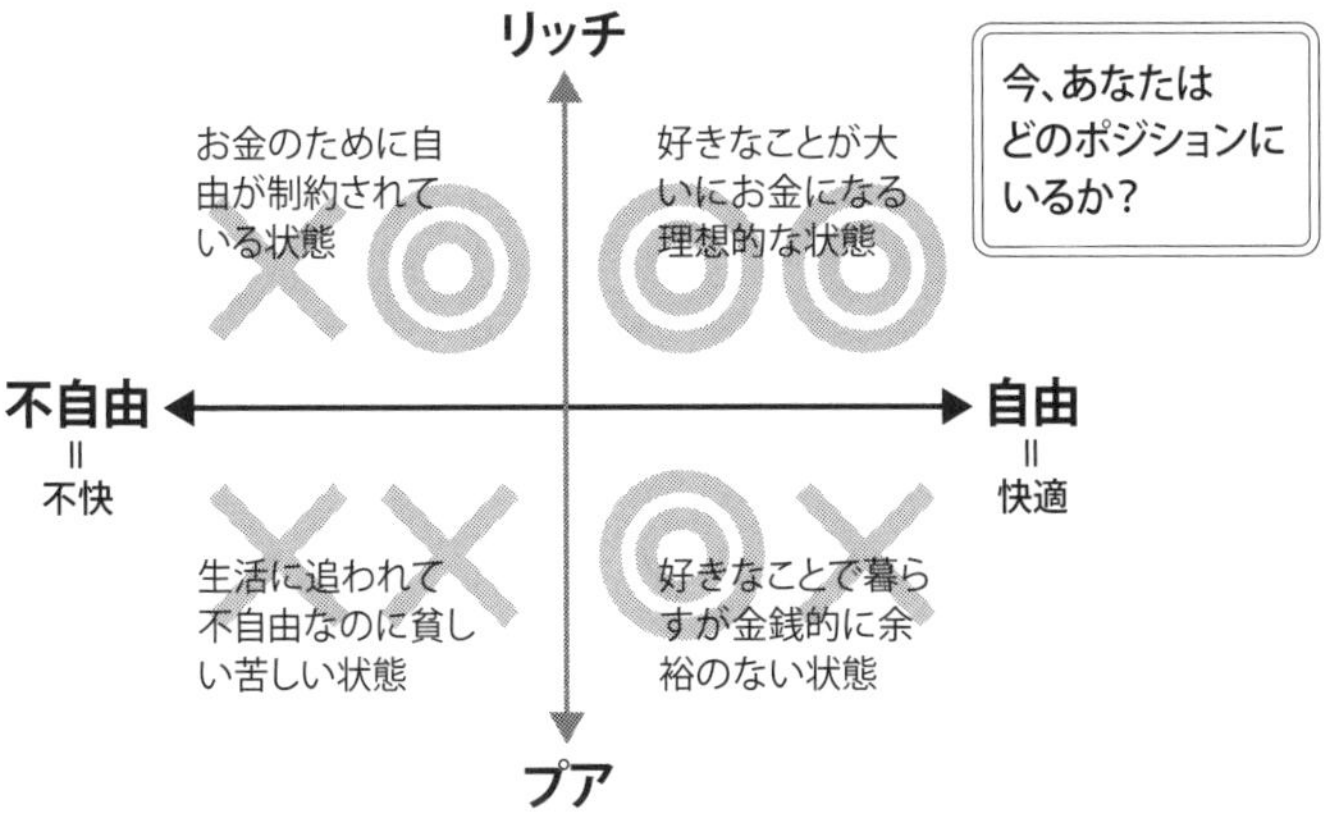
リッチ
今、あなたは
どのポジションに
いるか？
お金のために自
由が制約されて
いる状態
好きなことが大
いにお金になる
理想的な状態
不自由
＝
不快
自由
＝
快適
生活に追われて
不自由なのに貧し
い苦しい状態
好きなことで暮ら
すが金銭的に余
裕のない状態
プア

図4　筆者の人生のポジション推移

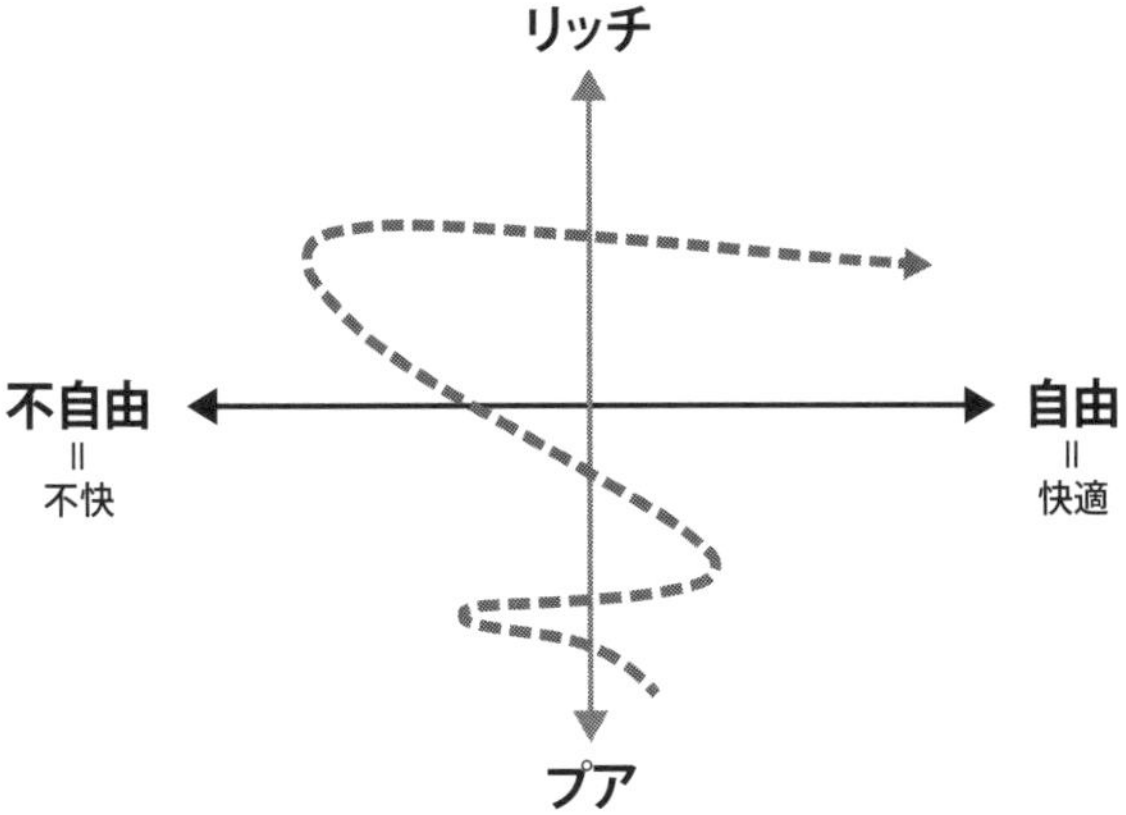
リッチ
不自由
＝
不快
自由
＝
快適
プア

図5　「お金」と「自由」のトレードオフ関係

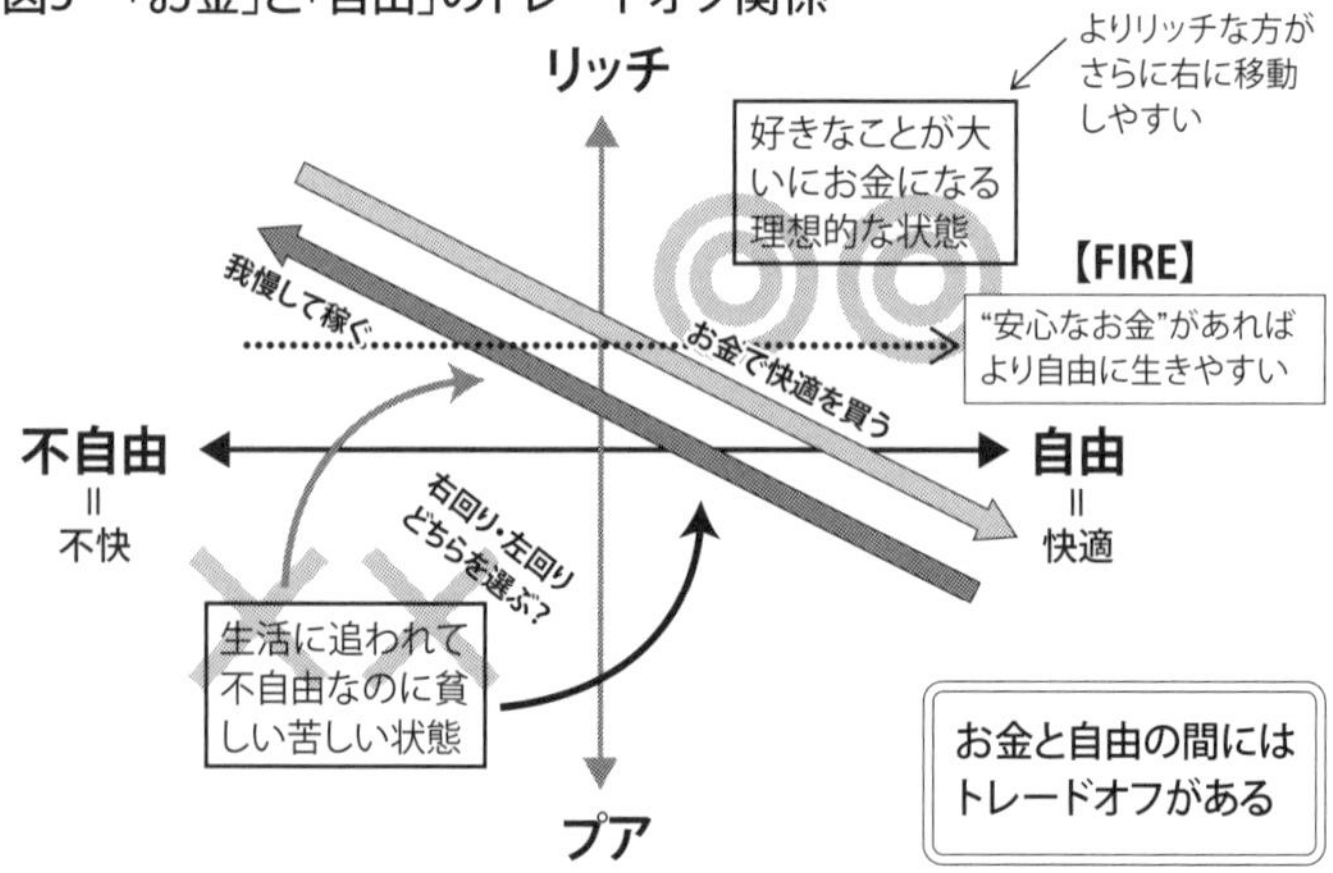

と人生は素晴らしいのだが、そうも行かないのが人生だ。

「お金は自由を拡大する手段だ」とは、筆者がセミナーなどの冒頭でよく述べる言葉なのだが、お金を使うと自由の範囲を拡げることができる（図4のより右の点に移動できる）。

一方、他人も自分も嫌うような（キツい？　つまらない？　悪い？　……）仕事の方が稼げるお金は大きいケースが少なくない。「お金」と「自由」にはトレードオフ関係がある。この関係を示してみたのが図5だ。

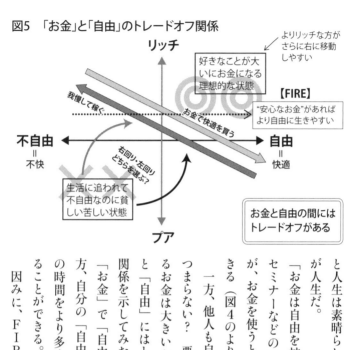

「お金」で「自由」を買うことができるし、一方、自分の「自由」を犠牲にして（例えば自分の時間をより多く売って）「お金」を手に入れることができる。

因みに、ＦＩＲＥには、どのくらいのリッチ加減（高さ）を維持して、どの程度の自由を享受しようとするのか（どれだけ右に行けるか）によって、多様なグレードが存在することが分かる。

幸せになるための平凡な結論

さて、お金があれば自由の範囲が拡大する。例えば、個人でもお金があれば、宇宙旅行を体験できるような世の中になった。

しかし、宇宙旅行それ自体が本人にとってかけがえない経験であるとしても、人は、宇宙旅行に行った自分を他人に感心して承認して貰いたい生き物でもある。

端的に言って、人間は、自分に関して他人による承認を得たことを実感して「幸せ」を感じる。いくらお金があって自由の範囲が広くても、友達も恋人もいないような人生では面白くないし、幸せを実感することが難しい。

必ずしも異性関係の「モテる・モテない」ではなくもう少し広い人間関係を指すことにするが、「モテる」人は幸せだし、「モテない」人は不幸せだ。「お金」、「自由」の外に、「人間関係」の要素が幸福には影響するということだ。図解すると、図6のような3次元になる。

他人を眺めて推測するに、人気のある人（モテる人）は、富裕であるか否かを問わずに幸せそうに見える。他方、人気のない人（モテない人）は、豊かであったり仕事の実力があったりしても、何やら不満そうで、素直に幸せではないように見える。

自分に引きつけて考えてみるとしても、「人間関係の全てを失う」状態と、「金融資産の全てを失う」状態とを想像上で比較すると、前者の方が圧倒的に嫌だ。これは、筆者がたいしたお金を持っていないからなのかも知れないが、多くの読者がこのように感じるのではないかと想像する。

さて、他人からの承認、即《すなわ》ち「人気（≒モテ）」は、どの程度お金で手に入れられるものなのだろうか。

様々な人間関係に付随するイベントにはお金が関係するので、お金で「人気≒モテ」を買える面はある。しかし、例えば、超富裕な個人が巨額のお金を使うと近い将来「初めて月に到達した民間人」のような立場を手に入れられるかも知れないが、この人が「世界一モテる人！」になるのは無理だろう。

おそらく次のようなことが言えそうだ。お金は「人気（≒モテ）」を買うにも有効だが、「自由（にやりたいこと）」を買う場合ほど有効ではない。人気者（≒モテる人）はお金を稼ぎやすく、不人気な人（≒モテない人）はお金を稼ぎにくい。

この関係を図にしてみたのが、図7だ。

図6　第3の要素としての「他人の評価(≒モテ)」

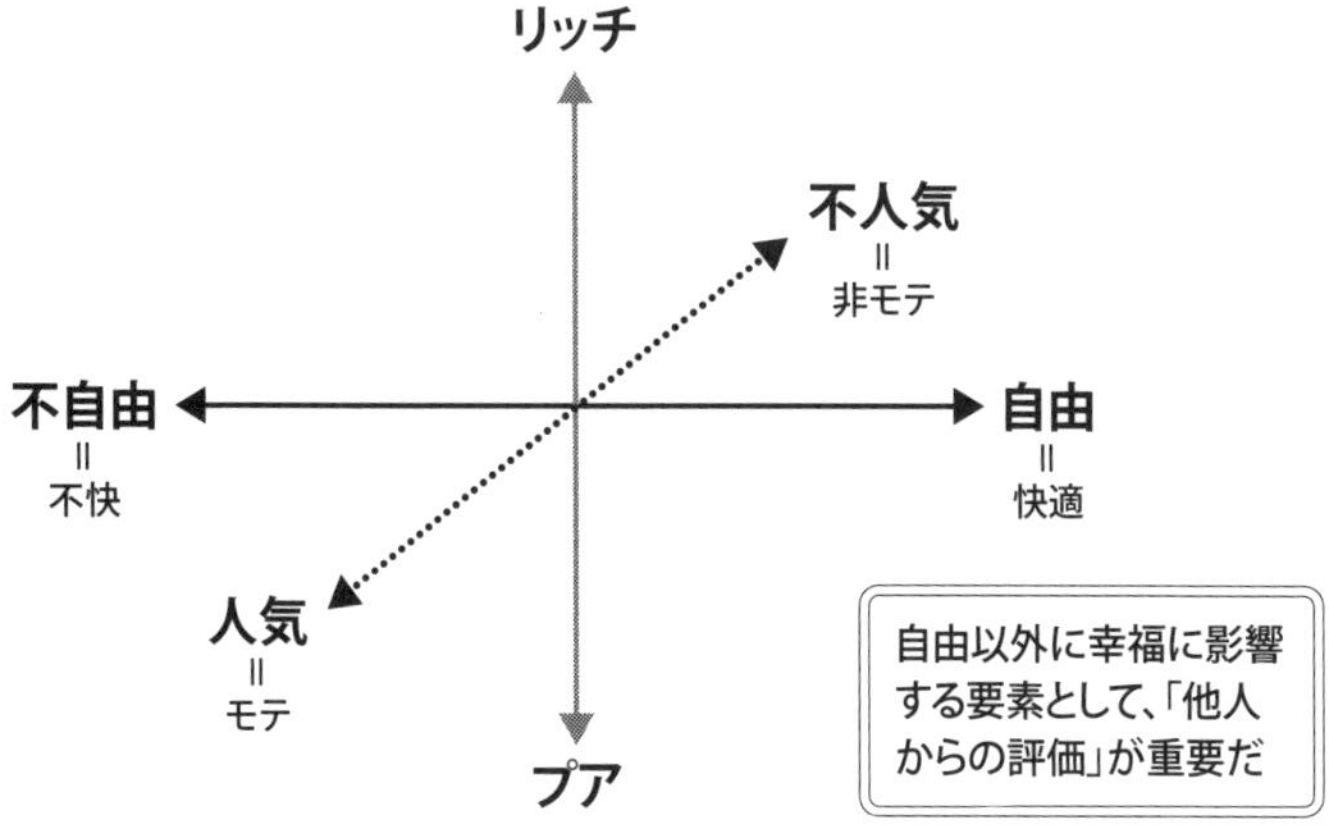

リッチ
不人気
=
非モテ
不自由
=
不快
自由
=
快適
人気
=
モテ
プア
自由以外に幸福に影響する要素として、「他人からの評価」が重要だ

図7　人気(≒モテ)とお金の関係

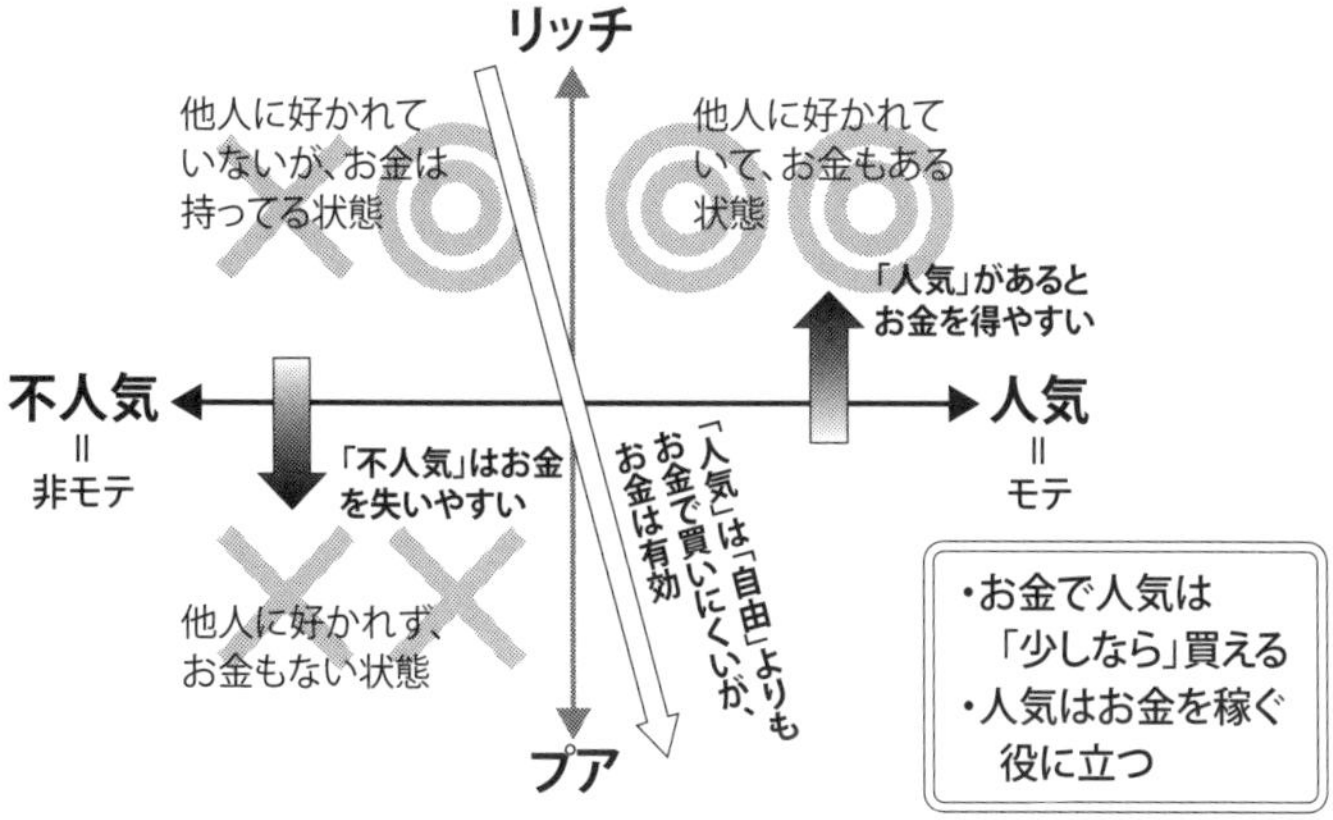

リッチ
他人に好かれていないが、お金は持ってる状態
他人に好かれていて、お金もある状態
「人気」があるとお金を得やすい
不人気
=
非モテ
人気
=
モテ
「不人気」はお金を失いやすい
「人気」は「自由」よりもお金で買いにくいが、お金は有効
他人に好かれず、お金もない状態
・お金で人気は「少しなら」買える
・人気はお金を稼ぐ役に立つ
プア

図8　「自由」と「人気」と「幸福感」

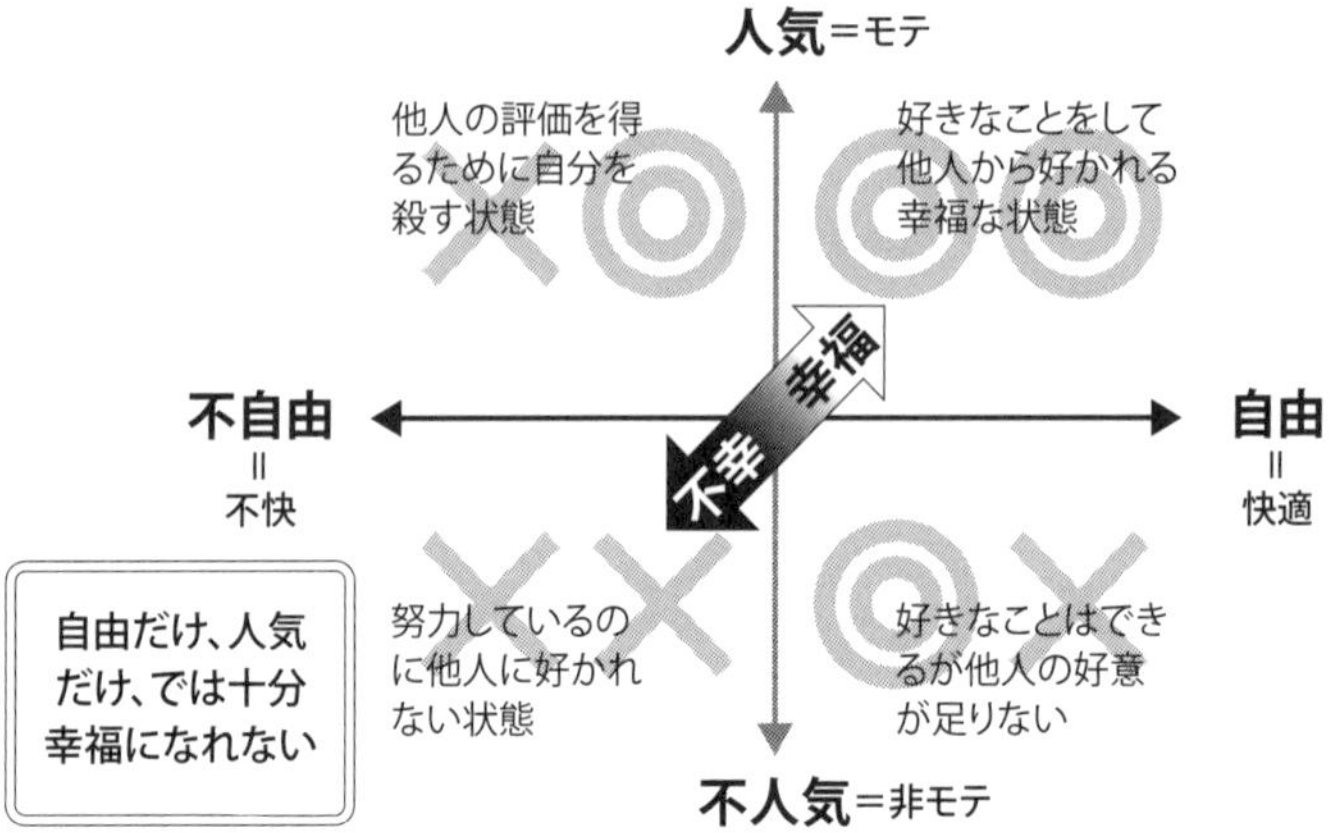

人気＝モテ
他人の評価を得るために自分を殺す状態
好きなことをして他人から好かれる幸福な状態
幸福
不幸
不自由
＝
不快
自由
＝
快適
自由だけ、人気だけ、では十分幸福になれない
努力しているのに他人に好かれない状態
好きなことはできるが他人の好意が足りない
不人気＝非モテ

人気（≒モテ）には、たぶん稼ぐ能力と同じかそれ以上に、元々の資質の個人差が大きいだろうが、「人柄を良くする」などの努力で改善ができない訳ではない。

「幸福」を構成するのが「自由」と「人気」だとして（図8）、「お金」は両者を手に入れるに当たってポジティブな影響力を持つ要素だ。加えて、お金を得る近道についても考えると、他人に好かれること（人気者になること）が、直接的な幸福感の獲得にも、お金を通じた間接的な幸福感の獲得にも有効であるようだ。

「幸せになるには、他人に好かれるような人になるのが近道だ」という平凡な結論が出た。

「お金より大事なもの」にどうやって気づくか

お金の呪縛から逃れる鍵はどこ？

2023年のある日、『トウシル』（楽天証券の投資情報ウェブサイト）の編集部に筆者宛のQ&Aの質問を募集して貰った。この種の質問に対する回答は、たいていの場合質問文を手掛かりに文章を書き始めると何とかなるのだが、時に、質問の重要性は分かるのに、答えが全く分からなくて考え込むような「超重量級の質問」が来る場合がある。

今回取り上げる質問は、その種のものだ。しかも、質問者がさるメディアの編集責任者を務める知り合いなので、スルーする訳にもいかない。

「世の中には、お金よりも大事なものがあるのは明らかだが、具体的にどうやったらそれに気づくことができるのだ？」というのが質問の大意だ。以下の質問文を読んでみて欲しいが、回答の逃げ道を予め塞ぐような訊き方だ。

難問である。しかし、答えられないのは悔しい。筆者は、考え込んだ。


【質問】

お金はないより、あったほうがいい。でも、もっと大事なものがあるのも分かっている。分かっているが、そこに重きを置けていない。

日々は圧倒的に押し寄せて、そのことを考えることを避けさせる。そして、手段と目的の混同に右往左往する。どう立ち止まり、やり直すか。

ここがお金の呪縛から逃れるための、本当の意味での鍵であるような気がする。健康やライフイベントの変化だけが、見直しのきっかけでは、後悔しそうだ。強制的に、ターニングする方法はないものか。


一連の山崎さんの発信を見て、「自分の仕事とはなんぞや」と思うことが増えました。金融に特化した編集者、メディアの作り手ではあるものの、なんのための「金」の情報なのか。目的と手段を混同させているのは、自分たちだったりするのではないか?と思ったりもします。

三つの「厄介な性質」

お金は大切だ。誰も異論はない。お金よりも、あるいは少なくともお金と同等以上に大切なものがある。これも、頭では分かる。しかし、お金が先に意識にある時に、お金よりも大切なものに気づくことは容易ではない。

それは、お金には、複数の「厄介な性質」があるからだ。「お金の呪縛」に立ち向かうには、先ず、この点に向き合うことが大事だろう。

(1)比較尺度としての貨幣

お金、少し気取っていうと貨幣の機能の一つとして「価値の尺度」が一般によく挙げられる。先ず、この機能があまりに広範囲に応用可能で、且つ強力過ぎる。

物でも、サービスでも、不動産でも、親切でも、時間でも、たいていのものは、お金に換算して価値を比較することができる。そして、この比較は、ついには、人間と人間の比較にも当てはめることさえできる。例えば、人は、自分の年収を他人の年収と比較する時にどきどきする。年収の多い人ほど、他人にたくさん貢献しているのだという価値判断が一応は可能だ。「君のお父さんは、ウチのお父さんよりも年収が低いから、社会への貢献は小さいね」と言うませた小学生がいた時に、この子の同級生は的確に反論できるだろうか。同級生だけでなく、子供たちの先生は、適切な説明ができるだろうか。「ませた子供」に言い負かされる先生がいるのではないかと心配だ。

ビジネスパーソンにとっても、価値の比較尺度としての貨幣は、各種の意思決定を合理的に行う上で便利な概念でありツールでもある。

貨幣は、価値観を包摂してしまう。これに抵抗するには、強い「きっかけ」が必要だ。

(2)「貨幣の物神性」

貨幣は、これを持っていると、(ほぼ)何でも買える、ある種の神のごとき特殊な商品だ。一方、労働力は、労働者が自分の労働力を買って貰えなければ、何も手に入れることができない性質の商品である。労働者は貨幣に執着するようになり、労働力を安く売ってでもこれを手に入れようとする。

かつて、カール・マルクスが「貨幣の物神性」(『資本論』の訳によっては「貨幣へのフェティシズム」と訳すものもあるようだ)と呼んだ、商品としての貨幣の特別な性質だ。

貨幣を持たないと安心できないし、いくら持っていたら安心だという基準もない。貨幣への欲望には際限がない。アンパンはお腹が一杯になって明日、明後日くらいの分が十分あればもう要らないが、お金は際限なくいくらでも欲しいし、足りないと思うと何を措《お》いても心配だ。

(3)貨幣愛が生む需要不足

貨幣愛は、マクロ経済的な問題を引き起こすことさえある。人は、将来が不安になると貨幣をより多く保有したいと思うようになる。そして、不況になると、不安が増すから、ますます貨幣保有への需要は高まる。

すると、本来なら商品への需要として経済を循環するはずだった需要が貨幣として抱え込まれる分だけ、一層の需要不足を生んで、景気の悪化がさらに進むことになる。

日銀は金融緩和しているつもりなのに(「黒田以前」には、実際には足りていなかったのだが)、お金が預金に滞留して、これが日銀の当座預金に積み上がって市中に出回らない現象が、デフレ時代のわが国には起きた。

このように、お金=貨幣は、時に不必要なまでに強力であり、いったん意識に上ると、ここから脱した価値観を持つことが難しい。

気づくスイッチは「これ」だけ

では、意識を切り替えるブレークスルーはないのか。考えること、しばし、自分でも驚いたことに一般的な手段があった。

以下、質問に対する回答のモードで答えることにする。

【回答】

ご質問は、難問でした。しかし、熟慮の結果正解に辿り着いたと思っています。「お金よりも大切なもの」に気づく手段、それは、「怒り」でした。自分でも少々驚いたのですが、これ以外に答えがありません。

以下、どういうことかご説明しましょう。

お金の損得はいったん意識に上ると、そこを離れることが難しいし、行動に当たって意思決定する時に直ちにその価値観が起動される厄介な性質を持っています。

これを払拭できるのは、ふつふつと湧き上がる「怒り」の感情だけです。切り替えのスイッチには、これを使うしかない。

「こんなことが許されてたまるか」、「私のことを何だと思っているんだ」、「俺のことを舐《な》めるなよ」、「やっていられない！」といった、時には野卑な生の感情です。

「怒り」が「損得」を上回った時に、人は、損得を離れて、損得以上に大切なものに目を向けることができます。

筆者の個人的な過去に目を向けると、筆者が最も自分の経済・金銭的な損得に反するにもかかわらず、リスクを取って「もっと大事なもの」に賭けたのは、住友信託銀行に勤めていた30代のはじめに、会社及び信託銀行業界の、主にファンドトラストによる顧客間の利益の大規模な付け替えを、世間に向かって内部告発した時でしょう。

当時の職場を自分では大変気に入っていたし、会社も私が内部告発していることが何れ分かるのだから、生活をリスクに晒《さら》す行動でもありました。しかし、許せなかった。

最初は、業界誌に匿名のコラムを書いて警鐘を鳴らして、「これで止まってくれるといいなあ」と思ったのですが、そうはならなかった。

その後、自分で考えました。これは、喧嘩だとすると、どちらが正しい？

結論は、自分が正しい。だから、可能なギリギリまで自分は降りてはいけないと思いました。

最終的には、当時の社会党の議員さんに国会で質問させるところまで持っていったのですが、当時の大蔵省銀行局長と自民党の有力政治家（故金丸信《かねまるしん》さんと聞いています）の間で、いわば金庫番とも言うべき信託銀行が、顧客の利益を大規模に付け替える泥棒のような行為をしていたというのでは、問題が大き過ぎると判断して握りつぶすことにしたのだと、後からジャーナリストの友達に聞きました。

残念ながら、当時の筆者には、その先に、自分の名前を出して告発するところまではできませんでした。金融業界ではもう食っていけなくなると思ったし、家族の生活を抱えていたからです。これが、当時の私の力量的な限界でした。

告発は、結果的に不発でした。気に入っていた職場を捨てて、外資系の運用会社に転職しました。

顧客の勘定どうしの利益の付け替えは、誤魔化しであると同時に、もちろん正義に反する。そう思いましたし、住友信託の後輩たちにぜひ言っておきたいのは、「こんなことが、続けられるはずがない」との会社の将来を思う気持ちもありました。そして、その後の事実の推移を見ると、この判断は間違っていなかった。信託銀行各社は顧客と利回り保証の履行を巡って水面下で大いに揉めることになりました。

一連の経緯を振り返ると、私があたかも強い正義感の持ち主であったかのようですが、残念ながら、それは事実と異なります。

人はなぜ時に「損なこと」を選ぶか？

私の告発のモチベーションは、ファンドマネージャーとしての「職業人として」、自分は利回り保証、パフォーマンスの誤魔化し、顧客の利益の盗み出しを許すことができなかったということなのでした。

敢えて分類すると、「俺を舐めるなよ」という個人的な怒りが告発の根底にありました。住友信託銀行は、私にとって、4社目の勤務先でした。その職場で、私は生え抜きの住友信託マンではない。どうしても「外様《とざま》」的な立ち位置になります。

最終的に、12回転職を重ねて、3メガグループでいうと、三菱、住友、みずほの3グループ全ての会社に勤めることになりましたが、自分のアイデンティティを勤め先の会社に持つことはできませんでした。

自分は、「ファンドマネージャーとして」、職業人としてプライドを持っているのだという理解が、自分の心の支えだったのです。従って、個人的な「プライド」がこの行動のきっかけでした。

一個人のプライドがきっかけではありましたが、「お金よりも大事なこと」に気づくきっかけにはなったと思います。

このケース以外にも、大小の「自分には損なこと」を何度か選んだ記憶がある人生でしたが、何れも、きっかけは「怒り」です。「怒り」が、損得を忘れさせて、考えをリセットするスイッチになりました。

人間に怒りという感情があるのはこのためなのだ、というような独自の進化論を唱えようとまでは思いませんし、品のいい感情だとも思わないのですが、「怒り」が唯一のきっかけであり手段でした。

この答えには、自分でも少々驚いています。

怒りを「信用・共感・プライド」に変換せよ

さて、「怒り」は多分唯一有効なリセットスイッチなのですが、このスイッチには、取り扱い上の重要な注意事項があります。

それは、いつまでも「怒り」を理由のままにして置いてはいけないということです。なぜか。

そもそも、怒っているという状態が精神的に貧しくて残念だ、ということの外に、現実的な理由があります。端的に言って、怒っている状態は、自分の精神のコントロールを失っている状態なので、判断を間違えやすい。「怒り」の状態そのままで、物事を判断するのは危険です。

「怒り」は、そのままにしておくのではなくて、もっと安定しうる妥当な判断の理由に変換する必要があります。具体的には、「信用」や「共感」、ぎりぎり許せる理由として「プライド」辺りまで変換しておかないと、安心できないし、真の正解に辿り着いたとは言えないでしょう。

大げさな喩えで恐縮ですが、「怒り」は伝わりやすいので、怒りで革命をすることはできる。しかし、「怒り」だけで、革命後の国を治めることはできないのです。自分の「信用」こそが大切なのだと思う国民が必要だし、国民同士が「共感」できるような社会が必要です。

因みに、近年のツイッターは、この「怒り」だけをぶつけ合って罵り合うような、殺伐とした空間になってしまったように思います。今や、「X」は告知と最低限の連絡ぐらいにしか使う気の起きない場になりました。イーロン・マスク氏に何とかして貰いたいところですが、いかにも心許《こころもと》ないなあ。

お金の損得よりも大事なものに気づくスイッチは「怒り」です。しかし、「怒り」はそのままにしておいてはいけない。何らかの妥当な理由に変換する必要がある、ということを私の答えにしたいと思います。

だから、我々は、怒りに対する感度を高く保つ必要があります。必要な時には「正しく怒る！」用意がなければなりません。鈍感は、美徳ではありません。

しかし、いつまでも怒っていてはいけない。

こう心掛けることで、例えば、お金で考えた損得としては損であっても、自分が持っている「信用」の方が大切だ、といったことに気づくことができるようになるのではないでしょうか。

これが、今回の難問に対する、私の回答です。

［最終章］

癌の記・裏日記

2023年12月25日（月）

さて、客観的に「持ち時間」を予想し、これに対応して、一方で「希望」も捨てないことが、共に重要だということが、もともとの筆者の主張であった。

この考え方は、幸福の追求がぎりぎりまでできること、と「人生の通算成績」は死後に持っていくことはできないということの二つの強力な事実によって支えられている。

とは言え、「予想」される持ち時間が、急に短縮されてしまった場合にこれにどう向き合うかは精神的にもハードな作業だ。

筆者は、先ず2023年の3月に再発が分かった時に余命平均ベースで半年、悪いケースで3カ月の「持ち時間」を覚悟した。その後、11月から12月にかけて急速に体調が悪化した時に、平均で2カ月、最悪で1カ月と意識した。このような場合、何をするかの選択は、最悪のケースの方を意識して行うべきものだろう。

2年、3カ月！、1カ月‼。原理は同じはずなのだが、1カ月ともなると、向こう側からも時間がこちらに迫ってくる感じがする。

しかし、このような時こそ、原理に立ち返るべきだ。

最期の日のぎりぎりまで幸福は追求できる。一方、他人はその人を過去の業績その他で評価しようとするかも知れない。実は、このズレを上手く利用することが良い人生を送るコツになるのではないか。「本人」にとって、他人からの評価は「サンクコスト」に過ぎないからだ。

いくら努力しても過去の蓄積を「本人」は将来に持ち込むことができない。過去は「他人」のもの、最期の一日は「本人」のものだ。お互いに機嫌良く過ごす上で邪魔になるものは何もない。

上機嫌なら全て良し、と思うがいかがだろうか。

2023年12月26日(火)

治療にあたって見落としがちだが、重要なことが2点ある。

先ず、治療における患者の自己決定権だ。医療者側と患者側の情報の非対称性に加え、患者としては治療を「与えて貰う側」になることで、医療者が言うことは聞かねばならないし、提案は受け入れなければならない気分になる。しかし、思っているよりも患者の意思の効力は大きい。

実際に、私は再発が発覚したあと、化学療法1クール目の入院中に、自ら申し出て退院した。バイタルチェックや食事・回診など、朝から断続的に時間を拘束されるのは、元来極度の夜型である筆者には苦痛であった。このまま入院していては、かえって体調が悪くなると直感して退院し、2クール目以降の化学療法は断ることに成功した。その後も、治療方法の変更・入院を提案されたが、先送りしたり、断ったりしたこともあった。治療は自分で選べる、と認識しておくことは、機嫌良く治療を進める上で有用なことのように思う。

次に、病院のコンプライアンスだ。徹底的に訴訟リスクを避けるために、治療だけではなく検査に至るまで、あらゆるルールがあり同意書が求められる。実は、訴訟を避けるために張り巡らされた病院のコンプライアンスを反映して、医師は患者の自己決定権に従っているのだ。

この傾向は、特に大病院において顕著であろう。病院には、投資の場合と全く同じような、自己決定と結果を引き受ける自己責任の原則が働いている。

稲盛和夫《いなもりかずお》氏は部下に宛てた手紙の冒頭に、以下のように記した。「明るい人が成功する。人の長所を認める人が明るい」

この言葉を手紙の冒頭に持ってくるのは、人間が分かっているな、と感心した。仮にこのエピソードを誰かに話したとすると、私は楽しいし、それで感心されると嬉しい。感心されると、その発見がちょっと自慢で嬉しい。

正しくて、面白いことを、できるだけ沢山の人に伝えたい。伝えることで、私は感心されたい。

一方、私が伝えた知識があとでどう活用されるか、それは私の与《あずか》り知らぬことである。人生の構造はそのようになっている。

2023年12月27日(水)

医者には得意がある。主治医が外科医であったので、放射線治療ではなく、外科手術を選ぼうとした時に、大いに喜んでいた。また、放射線科の医師は、咽頭を診ることが専門であったので、頸部の転移に放射線を当てるか、当てないか微妙な判断であった際、「じゃあ治療しておきましょうか」と言った時に、大いに目が輝いた。

また、診療科によって、医師の性格も異なるのかも知れない。外科医は攻めの治療を選択したがるし、腫瘍内科の医者は多彩な知識を披歴するように診療をする。腫瘍内科は話題が多くお喋りが好きで、多弁になる傾向がある気がする。私は明らかに腫瘍内科タイプだろう。

特にオキノーム(オピオイド系の頓服の痛み止め)を飲むと、頭の中で架空のやり取りをしていて、それに思い悩むことがある。実際のやり取りを見ると、何もしていないことがあるので、それには十分に注意して欲しい。

2023年12月28日(木)

最後の最後に人生のコツをもう一つ付け加えるなら、「愛嬌《あいきょう》」ではないか。愛嬌のある人は、色々な面で得をする。経済評論家でもそうだし、生活でもそうだ。

愛嬌のある人になるために大切なのは、なんと言っても威張らないことだ。自分のことを笑う心の余裕、これが愛嬌の必要条件だ。あとは、人生全体を通じて身につけるしかないのかな。

愛嬌のある人は羨ましい。

2023年12月29日(金)

札幌の介護施設にいた母親が、なんと、12月25日に急死した。原因は事故なのかもしれないし、インフルエンザの薬の副作用なのかも知れない。経緯には全く納得できないし、もちろん悲しいのだが、今の私にはどうすることもできない。

ただ、唯一ポジティブな側面は、親子の死の逆順が回避されたということだ。結果的に、母親から息子へのプレゼントになっている、とだけ考えることにする。

今この時点になっても、人生最後の日の最終原理を活用することで、物事は全てうまくいくように思っている。

お伝えすることができて、大変満足な気持ちだ。

最終原理とは要するに本人の側で、最後まで楽しんで、幸福を追求することができて、一方、過去の通算成績は持っていくことができないし、責任を負うこともできない。

他人はあなたを過去で評価するかも知れないが、それに対しては影響を与えることもできないし、もう働きかけることができない。

この境目を最大限に都合よく活用すること。

あとがき

本稿の執筆時（2023年6月）は体調が良かったり、悪かったりする波はあるものの、ある程度活動できているし、気持ちの割り切りもできている。

理由の一つは、これまで本を何冊も書いてきて、すでにいくらかは残したものがあるという満足感があること。

もう一つは、息子が健康で、2023年春に大学に入ったことである。身長は自分より高く、頭も良さそうだ。将棋も私より強くなった。何よりも、性格が父親よりも随分いい。自分よりもベターな個体に引き継いだという生物学的な満足感がある。

取りあえず〝元本〟は確保した――そんな安心感を少なからず持っている。

最初に癌治療を始めた時は、治すぞという意識だったが、今は悪化しない時期をどう作るかという意識に変わっている。

そう考えると、癌という病気では、自分の時間や制約が見えて、「この制約の下に、あなたの目的を最大化しなさい」というのがはっきり見えてくる。

だから、癌は付き合いにくい病気ではない。

昨日食べられなかったご飯が今日はこれだけ食べられたとか、今日は高熱にならなかったとか、大谷翔平選手がホームランを打ったとか、そういう日々の幸せもある。

毎日が悲観的な気分なわけではなく、むしろ張り合いのある日々なのだ。

その理由は、制約の中で最適解を探すというようなゲームをしているからだと思う。人生の先が漠然としたオープンエンドな状態だと、毎日の価値を見いだすことは意外に難しい。

「持ち時間に対して行動を最適化すべく計画を立てる」という考え方は、癌があってもなくても変わらないのだが、癌の状況を前提とすると「持ち時間」をより具体的に考えやすい。

もちろん、可能性として癌以外の死因も考え得るのだが、癌によって「持ち時間」の使い方を意識すると、何をしたらいいかの見通しが案外立てやすい。

膵臓《すいぞう》癌で亡くなったスティーブ・ジョブズが「もし今日が最後の日だとしても、今からやろうとしていたことをするだろうか」と語った有名な講演がある。

もちろん、「今日が最後の日」だとは思わなくてもいい。しかし、「今日が何日しか残されない時の一日だと思って、今日を大切にしよう」と考えることはどんな人でも想像しやすい。

癌になって、残りの人生が有限な時間であることを意識しながら生きるというのは、そう悪いことではないように思う。

本書は、山崎元氏によるnote（コンテンツ配信プラットフォーム）、「山崎元のマルチスコープ」（ダイヤモンド・オンライン）、トウシル（楽天証券の投資情報ウェブサイト）での連載記事、NewsPicks（ソーシャル経済メディア）、『AERA Money』でのインタビュー記事および未公開音源のほか、未公開の原稿をもとに著作権者と編集部で加筆修正の上、構成したものです。

山崎 元 やまざき はじめ

経済評論家。専門は資産運用。1958 年北海道生まれ。東京大学経済学部卒業後、三菱商事に入社。野村投信、住友信託、メリルリンチ証券、楽天証券など 12 回の転職経験を持つ。連載記事やテレビ出演多数。著書に『全面改訂 第３版 ほったらかし投資術』（水瀬ケンイチとの共著、朝日新書）、『超改訂版 難しいことはわかりませんが、お金の増やし方を教えてください！』（大橋弘祐との共著、文響社）、『経済評論家の父から息子への手紙――お金と人生と幸せについて』（Gakken）など。2024 年逝去。

がんになってわかった お金《かね》と人生《じんせい》の本質《ほんしつ》

2024年7月30日 第1刷発行

著者　山崎 元
発行者　宇都宮健太朗
発行所　朝日新聞出版
〒104-8011 東京都中央区築地5-3-2
電話 03-5541-8832（編集） 03-5540-7793（販売）
印刷製本　中央精版印刷株式会社

ISBN978-4-02-251989-4

定価はカバーに表示してあります。
落丁・乱丁の場合は弊社業務部（電話03-5540-7800）へご連絡ください。
送料弊社負担にてお取り替えいたします。